아쉬탕가 요가 프라이머리 시리즈 교정서

아쉬탕가 요가 교정
ASHTANGA YOGA
ADJUSTMENTS

황승욱

마음의 등불

아쉬탕가 요가 프라이머리 시리즈 교정서
아쉬탕가 요가 교정
ASHTANGA YOGA ADJUSTMENTS

초판 1쇄 발행 2019년 3월 21일
초판 1쇄 인쇄 2019년 4월 20일

지은이 황승욱
모델 황승욱, 김지언
펴낸곳 마음의 등불
펴낸이 황승욱
편집인 황승욱, 김경희
사진 STUDIO 202
디자인 마음의 등불

등록번호 제 2014-42호
주소 서울시 광진구 자양로 43길 48, 202호 (중곡동, 태광빌딩)
전화 02) 447-9788
전자우편 truthyoga@naver.com
홈페이지 http://www.printmind.co.kr 마음의 등불 / http://www.truthyoga.co.kr 트루스 요가
ISBN 979-11-954015-1-2

이 책에 수록된 글과 사진은 저작권법에 따라 보호받은 저작물이므로 무단 전재와 무단 복제를 금지하며, 이 책 내용의 전부 또는 일부를 이용하려면 반드시 저작권자의 서면 동의를 받아야 합니다.

이 도서의 국립중앙도서관 출판시도서목록(CIP)은 서지정보유통지원시스템 홈페이지(http://seoji.nl.go.kr)와 국가자료공동목록시스템(http://www.nl.go.kr/kolisnet)에서 이용하실수 있습니다.
(CIP제어번호 : CIP2019009077)

* 책값은 뒤표지에 있습니다.
*잘못된 책은 바꿔드립니다.

This book is dedicated to Paramaguru R. Sharath Jois who have given me the strength to keep practice and whose wisdom guides my practice.

이 책을 수련의 의지를 불러 일으키고 수련의 길잡이가 되어주신 존경하는 구루 샤랏 선생님께 바칩니다.

ADJUSTMENT
INTRODUCTION

'어렵게만 생각하는 교정이라는 주제로
그림책처럼 보기 편한 책으로 만들고 싶었습니다.'

아쉬탕가 요가를 수련하고 아쉬탕가 요가 수업과 워크숍을 진행하면서 많은 사람들이 필요로 하면서도 어렵게 느끼는 '교정'이라는 주제로 그림책처럼 보기 편하고 쉬운 책이 있다면 어떨까?라는 생각이 이 책의 시작이 되었습니다.

처음에는 교정을 틀어지거나 잘못된 것을 바로잡는다는 사전적인 의미로 생각하였으나 아사나를 교정할 때 교정의 기준과 왜 그렇게 해야 하는지 또 교정을 한다면 누구에게 어떻게 어디까지 해야 하는지 등 생각하면 할수록 고려할 점들과 여러 가지 경우에 따른 상황들이 다양하게 떠올라 머릿속을 복잡하게 맴돌았습니다.

이런 고민들은 제 자신과 수련하는 사람들의 신체 변화를 도왔던 것이 무엇이었는지에 대해서 다시금 생각하게 하였으며 아쉬탕가 요가 시퀀스가 가진 영향력과 수련에 도움이 되는 교정의 방법들을 정리하게 하는 계기가 되었습니다.

그래서 아쉬탕가 요가 프라이머리 시퀀스에서 스탠딩이나 시티드 등으로 크게 나누어져 있는 부분들과 각 부분별 아사나 수련에 따른 이익과 효과를 정리해 보았고 아쉬탕가 요가 시퀀스가 가진 특징과 힘 그리고 요가 수련에서의 단계와 자각 및 수련을 통한 신체 변화에 초점을 맞춘 교정에 대해 고민해 보았습니다. 또 교정에 대해서도 자세를 만들어주는 것이 아니라 신체를 자각할 수 있도록 도와주고 상황에 맞는 방법을 제시하며 수련을 이어갈 수 있게 하는 역할을 한다는 기준을 다시 정립해 보게 되었습니다.

이러한 과정들을 통해 복잡하게 생각하였던 교정에 대해 단계와 자각을 바탕으로 하며 그림책과 같은 느낌의 읽기 쉬우면서 도움이 될 수 있는 내용을 담아 교정을 할 때에 아사나마다 신체의 어떤 부분을 어떻게 확인하여야 하는지와 초보 단계부터 진보된 단계로 어느 정도까지 교정하여야 하는지를 단계별로 나누어 구체적으로 설명하였습니다.

또한 수련 및 교정 시 자극이 생기는 신체 주요 부위들은 큰 근육 위주로 간단하게 설명하였습니다. 특별한 지식이나 복잡한 해부 생리학적 이해가 바탕이 되지 않더라도 누구나 이해하기 쉽도록 하기 위함이며 다른 이에게 간단하고 명확하게 설명하기에도 좋다고 생각했기 때문입니다. 그뿐만 아니라 발생할 수 있는 통증에 대한 부분도 주의 사항으로 별도로 기술하였습니다.

마지막으로 이 책은 아쉬탕가 요가를 가르치는 분들만을 위한 책으로 보일 수 있으나 다른 사람의 신체 구조나 상황에 맞게 교정하는 방법 등을 거울삼아 자신의 신체 상태를 자각하고 수련의 방향을 잡는 데에 도움이 되었으면 하는 마음으로 만들었으며 아쉬탕가 요가를 접한지 얼마 되지 않은 초보자부터 오랫동안 수련한 숙련자 모두에게 도움이 될 수 있었으면 하는 바람입니다.

기술된 내용이 마지막이 아닌 좀 더 발전된 형태를 만들어가는 시작이라고 생각했으면 좋겠습니다. 구체적이고 현실적인 수련을 돕는 교정과 그 과정을 통해 몸과 마음을 느끼고 알아가길 희망합니다.

2018년 12월 26일
황승욱 올림

CONTENTS

소개 ································· 4
이 책을 공부하는 방법 ············· 8
아쉬탕가 요가 시퀀스 ············· 10
아쉬탕가 요가 프라이머리 시퀀스 ······ 12
아쉬탕가 요가 시퀀스 교정 ············ 14
통증과 부상 ························ 20
교정의 방법 ························ 22
교정의 동선 ························ 24

CHAPTER 1 수리야나마스카라
00 수리야나마스카라 ················ 28

CHAPTER 2 스탠딩 시퀀스
01 파단구스타사나 ·················· 34
02 웃티타 트리코나사나 -A ·········· 36
03 웃티타 트리코나사나 -B ·········· 40
04 웃티타 파르스바코나사나 -A ······ 42
05 웃티타 파르스바코나사나 -B ······ 44
06 프라사리타 파도타나사나 -A, C ··· 46
07 파르스봇타나사나 ················ 48
08 웃티타 하스타 파단구스타사나 ···· 50
09 웃카타사나 ······················ 54
10 비라바드라아사나 -A, B ·········· 56

CHAPTER 3 시티드 시퀀스
01 단다아사나 ······················ 60
02 파치마타나아사나 ················ 62
03 프르바타나아사나 ················ 63
04 아르다 밧다 파드마 파치마타나아사나 ··· 64
05 트리앙 무카 에카파다 파치마타나아사나 ·· 66
06 자누 시르샤아사나 ··············· 67

07 마리챠아사나 -A ·············· 68

08 마리챠아사나 -C ·············· 70

09 마리챠아사나 -D ·············· 72

10 나바사나 ························ 74

11 부자피다사나 ···················· 76

12 꾸르마사나 ······················ 77

13 숩타 꾸르마사나 ················ 78

14 가르바 핀다사나 ················ 80

15 밧다 코나사나 ·················· 82

16 우파비스타 코나아사나 ········ 83

17 숩타 파단구스타사나 -A, B ········ 84

18 우르드바 무카 파치마타나사나 ·········· 85

19 세투 반다아사나 ················ 86

CHAPTER 4 백벤딩

01 우르드바 다누라사나 ············ 90

02 백벤딩 - 드롭백 & 컴업 (초보) ········· 92

03 백벤딩 - 드롭백 & 컴업 ·········· 94

CHAPTER 5 피니시 시퀀스

01 살람바 사르방가사나 ············ 98

02 우르드바 파드마사나 ············ 99

03 마츠야아사나 ···················· 100

04 시르샤아사나 ···················· 101

05 시르샤아사나 - 단계별 교정 ······ 102

06 밧다 파드마아사나 / 요가 무드라 ········ 104

감사의 말 ······························ 107

HOW TO USE BOOK ?

02 웃티타 트리코나사나 -A
다리와 골반 및 고관절을 이완하는 것과 틀어진 골반과 허리를 바르게 교정하는 것이 중요합니다. 1~3단계로 교정하는 방법을 설명합니다.

순서를 나타내며 시퀀스마다 자세를 숫자로 표시합니다.

웃티타 트리코나사나 -A
자세의 이름과 교정의 이유 및 목적 그리고 중요 사항들을 설명합니다.

자세별로 대표하는 교정의 모습이며, 교정 설명의 이해를 돕기 위해 사진으로 나타냅니다.

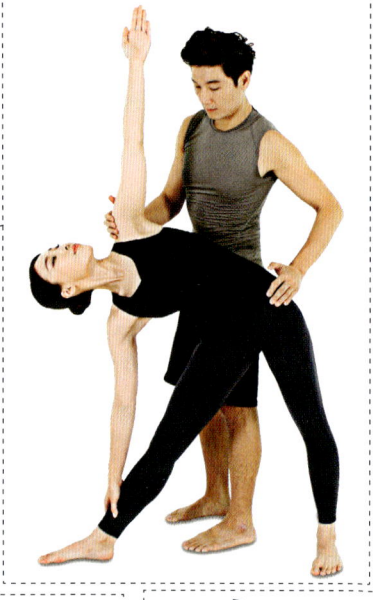

사용하는 근육의 설명을 사진에 표시하였으며 초보 자세 또는 준비 자세의 설명을 기술하였습니다.

주의 수련자의 몸이 점차적으로 변화되는 상태에 맞게 단계별로 교정하는 것을 권합니다. 예를 들어 1단계의 교정을 진행할 경우 1단계 교정까지만 진행하는 것을 권합니다.

자극 요추 부위의 요방형근, 골반의 중둔근, 이상근, 기울인 쪽의 다리의 고관절 주변 및 대퇴이두근, 비복근의 이완으로 자극이 크게 생기며, 교정의 단계가 진행될수록 기울이는 쪽 뿐만아니라 반대쪽의 허리와 골반을 이완됨을 느낄 수 있습니다.

주의 : 교정자가 수련자를 교정할 때 수련자가 부상을 입지 않도록 하는 주의 사항과 효과적인 교정을 위한 방법을 설명합니다.

자극 : 자세를 유지할 때 사용하는 근육에 대한 설명과 신체의 자극 부위 및 단계별 자극 부위에 대해 설명합니다.

역자 주:
척추 신근 (Spinal extensors)
Spianl :(형) 척추의 / Extensor :(명)
퍼짐근, 신근
척추 전체 범위를 이완하는 척추 근육을
'척추 신근'으로 표기합니다.

대퇴사두근 (Quadriceps)
Quadriceps :(명) 대퇴부의) 사두근
'넙다리 네 갈래근'인 근육 이름을
'대퇴사두근'으로 표기합니다.

대퇴이두근 (Hamstrings)
Hamstrings : (명) 다리 무릎 뒷부분의) 오금줄
'넙다리 두 갈래근'인 근육 이름을 '대퇴이두
근'으로 표기합니다.

출처 : 옥스퍼드

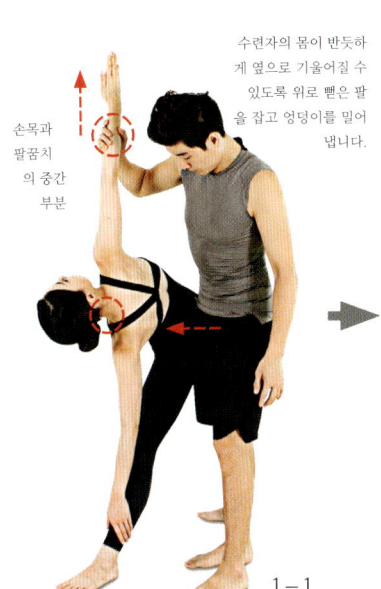

세부 상세 하게 교정 설명을 하는 부분으로 교정의 우선 순위를 표시하였습니다.

교정 방법의 이해를 돕기 위해 여러 장의 사진으로 자세하게 전달하려 하였으며 단계별로 설명하였습니다.

방향 과 지지 하는 위치 등 교정에서의 세부 사항을 화살표 및 표식을 통해 나타냅니다.

1-1 수련자의 상체를 기울이는 쪽 다리와 고관절 및 골반을 이완합니다. 승모근이 굳은 상태에서 고개를 돌려 손을 바라보기 힘들다면 바닥을 보도록 하며, 점차적으로 고개를 돌려 수련자의 손끝을 보도록 교정합니다.

1-2 발부터 발을 잡은 손, 무릎, 어깨, 머리 그리고 위로 뻗은 손까지 일직선이 될 수 있도록 교정합니다.

1-2 : 자세의 단계를 나타내는 숫자로 사진의 설명과 진보된 단계별 확인 사항 및 교정 방법을 설명합니다.

자세 를 수련할 때 자주 발생하는 사례와 단계를 사진과 설명을 통해 나타냅니다.

1 : 교정의 단계를 나타내는 숫자로 교정 전 확인 사항과 단계별 교정을 설명합니다.

9

ASHTANGA
SEQUENCE

"아쉬탕가 요가의 시퀀스는
신체를 바르게 교정합니다."

아쉬탕가 요가 프라이머리 시리즈는 수리야 나마스카라, 스탠딩, 시티드, 백벤딩, 피니시 등 크게 다섯 가지 파트로 나누어져 있습니다. 다섯 가지 파트 속의 아사나는 다양한 형태의 자세들로 구성되어 있으며 자세마다 가지고 있는 수련의 목적이나 이점을 중심으로 신체를 이완하고 교정하며 강화시키는 아사나들이 배열된 형태를 볼 수 있습니다.

각기 다른 자세들의 고유한 특징을 서로 연결한 아사나 시퀀스는 전, 후 자세를 통해 근육과 골격의 사용 범위를 점차 확장시켜 신체를 전체적으로 사용하도록 도와주는 상호 보완적인 관계로 보입니다. 예를 들어 스탠딩 시퀀스 중 웃티타 트리코나사나 A 자세에서는 전체적인 다리와 골반의 이완을 유지하며 다음 웃티타 트리코나사나 B 자세에서 척추의 회전으로 점차 사용되는 부위가 확대되는 것을 볼 수 있습니다.

자세의 난이도는 앞에 배치된 자세에서 뒤에 배치된 자세로 신체를 단계적으로 변화시킬 수 있도록 순차적으로 배열되어 있으며 앞에 배치된 자세는 뒤에 배치된 자세의 수련을 위해 신체 변화를 도와주는 준비 자세의 역할을 하고 있습니다. 예를 들면 시티드 시퀀스 중 마리챠아사나 A 자세를 취하기 어려운 경우 마리챠아사나 B 자세는 더욱 어렵게 느껴지며 A 자세의 충분한 수련을 통해 다음 마리챠아사나 B 자세를 수련할 수 있도록 신체 변화를 도와주는 단계적인 시퀀스 임을 알 수 있습니다.

그뿐만 아니라 아쉬탕가 요가의 시퀀스는 수련자마다 어렵고 힘든 자세가 무엇인지 알 수 있도록 도와줍니다. 수련자마다 다르지만 아쉬탕가 요가의 시퀀스 중에는 쉽게 이루어지는 자세가 있는가 하면 비교적 어렵고 힘들다고 느껴지는 자세도 있습니다.

특별히 자신에게 어렵고 힘든 자세가 있다는 것은 자세의 형태를 이루는 과정에서 쓰이는 신체 부위의 골격과 근육의 움직임이 익숙하게 인식되지 않으며 사용하는 부위의 감각을 자각하지 못한 상태로 움직이거나 잘 사용하지 못하기 때문에 어렵고 힘든 자세라고 느끼게 됩니다. 그러므로 자신에게 어렵고 힘든 자세는 자신의 신체의 균형을 맞추기 위해 가장 필요한 자세라고도 할 수 있습니다.

아쉬탕가 요가의 시퀀스에 따라 꾸준하게 반복적으로 수련하여 처음에는 힘들고 어렵게 느끼던 자세가 더 이상 어렵고 힘들지 않게 되며 결과적으로 수련자의 신체를 한쪽으로 편중되는 것을 방지하는 것뿐만 아니라 구부러지고 틀어진 신체를 바르게 교정하게 됩니다.

지금까지 아쉬탕가 요가 시퀀스의 몇 가지 특징을 설명하였으며 다음 장에서는 아쉬탕가 요가 프라이머리 시퀀스를 정리하고 각 파트별 교정 방법 및 통증과 부상에 대해 알아보겠습니다.

ASHTANGA
SEQUENCE

"아쉬탕가 요가 시퀀스를 정리하다."

아쉬탕가 요가의 시작 자세인 수리야 나마스카라는 호흡과 동작을 자연스럽게 이어가는 빈야사의 개념을 신체 수련으로 보여주는 굉장히 중요한 자세입니다. 신체 수련이라는 범위에 그칠 수 있는 아사나 수련을 집중을 통해 명상 수련으로 변모될 수 있게 하며 본 동작의 시퀀스를 시작하기 전 수련의 준비 과정으로도 사용됩니다.

수리야 나마스카라에서 자주 등장하는 업 독과 다운 독 자세는 아사나와 아사나 사이를 연결하며 다음 자세를 준비할 수 있도록 하는 자세로 사용되는 만큼 매우 중요하여 수리야 나마스카라의 교정 설명에서도 업 독과 다운 독에 대한 설명이 비중을 많이 차지하고 있습니다.

스탠딩 시퀀스는 상체와 하체를 전체적으로 이완하는 것을 시작으로 골반과 척추를 교정하는 과정이며 하체 근력의 강화를 기본으로 하고 있습니다. 하체의 근력 강화는 골반의 위치를 바르게 할 수 있는 준비 과정이 되고 다리를 이완하고 골반을 교정하는 것은 척추의 위치를 바르게 할 수 있는 준비 과정이 됩니다. 이러한 내용을 바탕으로 스탠딩 시퀀스에서는 골반과 척추를 이완하고 교정하는 방법으로 다리의 근력을 증진시키고 이완하는 것과 다리와 허리를 연결하는 골반의 이완과 바른 위치를 잡아주는 방법 등을 중점으로 설명하고자 하였습니다.

시티드 시퀀스는 앉아서 아사나 수련을 하는 것으로 주로 신체 뒷면의 이완을 기본적인 목적으로 하며 특히 앉은 자세에서 골반을 이완하는 것과 교정하는 것을 중심으로 척추와 하체를 이완하는 자세들이 있습니다. 본문의 시티드 시퀀스의 교정을 설명하는 부분에서는 수련자의 요추 부위를 지지하며 골반을 고정한 상태에서 흉추와 어깨 등 상체를 교정하는 설명이 주를 이루고 있습니다.

나바사나 이후의 시퀀스들은 다리와 허리를 연결하는 골반 중심의 자세들로 골반의 직접적인 이완과 교정 및 신체의 균형과 힘을 조절하는 것을 중심으로 하고 있으며 교정 시 골반의 교정을 하는 방법과 신체를 구르고 멈추는 등의 힘을 제어하고 조절하는 것에 대해 설명합니다.

마지막으로 신체 중요 조직에 자극을 주며 긴장된 신체와 내부 장기까지 이완할 수 있도록 도와주는 백벤딩 교정에 대한 자세한 설명과 수련을 마무리하는 피니시 시퀀스의 교정을 설명하고 시르샤아사나 등 주요 아사나에 대해서도 정리하였습니다.

다음 장에서 이 책에 담은 아쉬탕가 요가 프라이머리 시리즈 시퀀스의 각 파트별 특징과 교정 방법을 사진과 함께 개괄적으로 요약하여 설명하겠습니다.

SEQUENCE
ADJUSTMENT

수리야 나마스카라를 교정할 때에는 호흡과 동작을 자연스럽게 이어가도록 하는 것이 중요합니다. 수리야 나마스카라의 자세 중 자주 등장하는 업 독 자세와 다운 독 자세는 신체의 이완과 교정에 중요한 자세이며 아쉬탕가 요가 전체 시퀀스에서 아사나와 아사나를 이어주는 역할을 하는 것으로도 중요합니다. 특히 다운 독은 자세를 유지하며 호흡을 하는 것으로 교정 방법은 단계를 나누어 설명하였습니다.

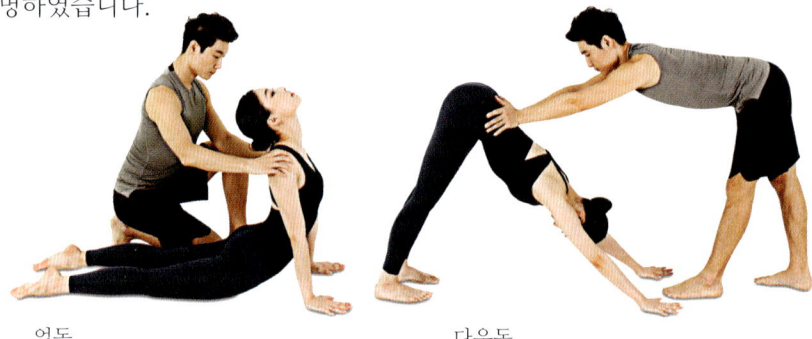

업독　　　　　　　　　　　　다운독

스탠딩 시퀀스는 서서 신체를 전체적으로 이완하고 교정하며 하체를 강화하는 세 가지 범주로 나누어 볼 수 있습니다. 아래 사진의 '파단구스타사나'에서 '웃티타 트리코나사나'와 '웃티타 파르스바코나사나B'까지는 상체와 하체를 이완하는 것을 시작으로 하체와 골반을 점차적으로 이완하면서 골반과 척추의 위치를 바르게 잡는 자세들입니다. 신체를 효과적으로 이완할 수 있는 구체적인 방법과 자세의 교정 시 신체 상태에 따른 단계별 교정 방법은 본문에 상세히 서술하였습니다.

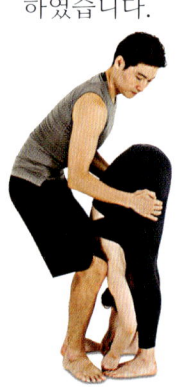 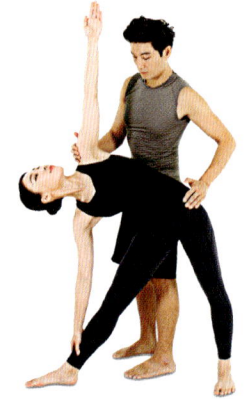 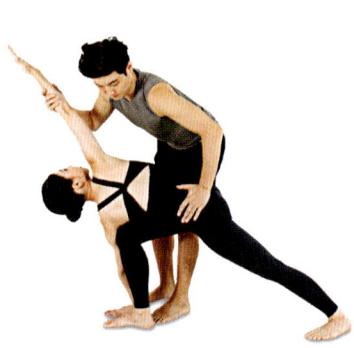

파단구스타사나　　　　웃티타 트리코나사나　　　웃티타 파르스바 코나사나 B

스탠딩 시퀀스의 후반부인 '웃티타 하스타 파당구스타사나'부터 '비라바드라사나'까지는 신체의 균형을 잡고 유지하는 자세들로 골반과 하체의 힘이 매우 중요하여 골반을 교정하고 하체의 근력을 증진시킬 수 있는 방법에 대해 설명합니다.

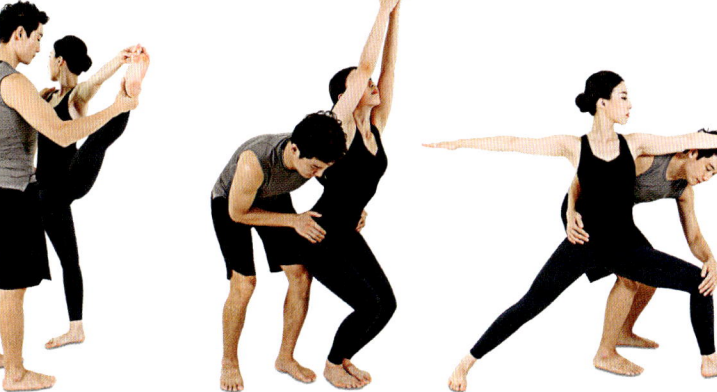

웃티타 하스타 파당구스타사나   웃카타사나   비라바드라사나

시티드 시퀀스는 골반과 허리의 교정과 척추를 바르게 하는 자세들로 구성되어 있으며 '나바사나'를 기준으로 하여 시티드 시퀀스를 전, 후로 나눌 수 있습니다. '나바사나' 이전의 자세는 아래 사진 '단다아사나'부터 '마리챠아사나 A'까지 보이듯이 하체의 이완을 기본으로 척추를 반듯하게 펴서 골반부터 경추까지 틀어짐이 없도록 하는 자세라고 할 수 있습니다. 따라서 '나바사나' 이전 자세의 교정 설명은 다리의 이완을 기반으로 골반의 교정과 척추의 이완 및 교정을 할 수 있도록 하는 내용이 주를 이룹니다.

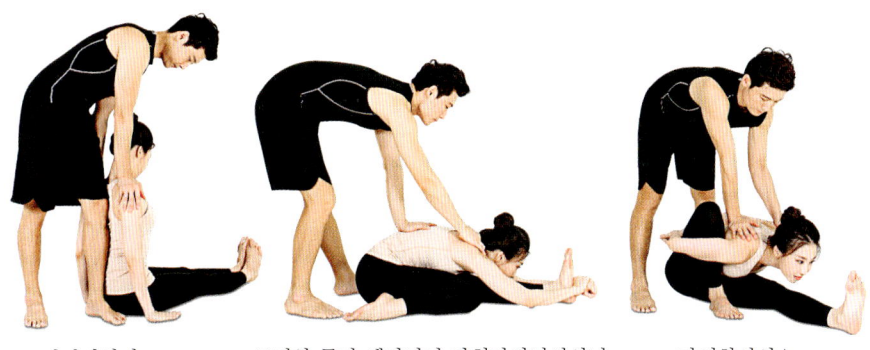

단다아사나   트리앙 무카 에카파다 파치마타나아사나   마리챠아사A

SEQUENCE
ADJUSTMENT

시티드 시퀀스의 중반부에는 척추를 비틀어서 유연하게 하고 강화시키는 자세들로 아래 사진 '마리챠아사나C, D', '나바사나'에서 볼 수 있듯 골반과 척추의 부드러움을 요하고 자세를 유지하기 위한 근력을 증진시키는 것도 중요해 보입니다. 그러므로 중반부의 교정 설명에서는 척추를 효과적으로 비틀어 부드럽게 하고 척추를 강화하는 것에 도움이 되는 방법을 기술하였습니다.

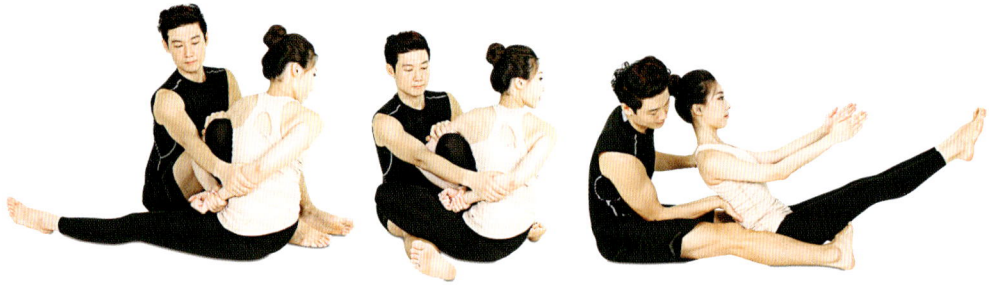

마리챠아사나C   마리챠아사나D   나바사나

나바사나 이후 자세 중 아래 사진 '부자피다사나'는 강한 어깨와 반다의 힘을 필요로 하는 자세이며 '꾸르마사나'와 '숩타 꾸르마사나'는 깊은 전굴을 통해 다리와 허리를 연결하는 자세로 아쉬탕가 요가 프라이머리 시리즈에서 골반과 척추를 교정하는 가장 중요한 자세라 할 수 있습니다. 교정 시에는 어깨와 복부에 의식을 둘 수 있게 하는 방법과 두 다리를 이완함과 동시에 어깨와 골반부터 경추까지 이완될 수 있도록 하는 방법에 대해 설명하였습니다.

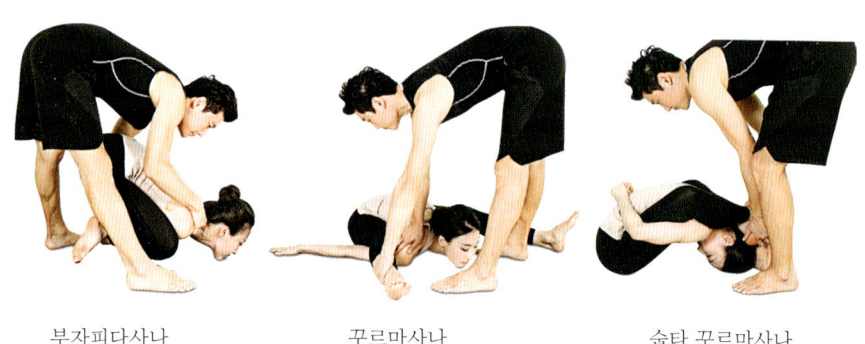

부자피다사나   꾸르마사나   숩타 꾸르마사나

시티드 시퀀스의 후반부에서는 골반을 직접적으로 이완하는 자세와 등을 이용하여 바닥에서 구르고 멈추기도 하는 등 신체를 제어하고 조절할 수 있도록 하는 자세들이 주를 이룹니다. 아래 사진 '우파비스타 코나아사나'에서 '우르드바무카 파치마타나사나'까지 보이듯이 골반을 효과적으로 이완하고 신체를 제어하는 것을 돕는 교정 방법을 설명합니다.

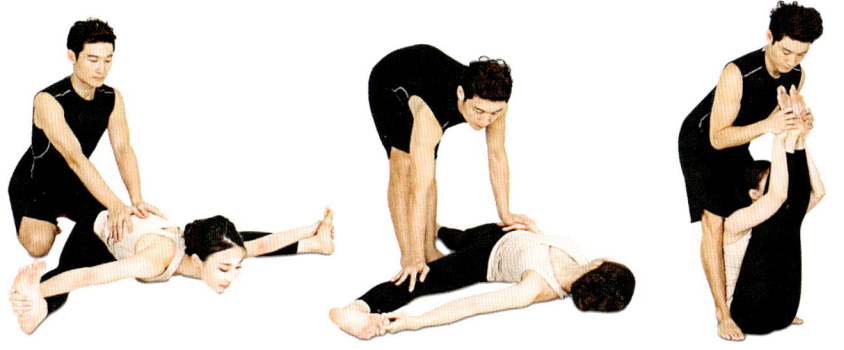

우파비스타 코나아사나　　　숩타 파단구스타사나　　　우르드바무카파치마타나사나

백벤딩과 드롭 백 및 컴 업은 앞서 수련한 자세들로 인해 충분히 이완되어 있는 상태의 신체를 직접적으로 이완하고 척추의 위치를 바르게 하는 매우 중요한 과정으로 본문에서는 초보자 단계와 숙련자 단계에서의 교정 방법을 나누어 상세하게 설명하고자 하였습니다.

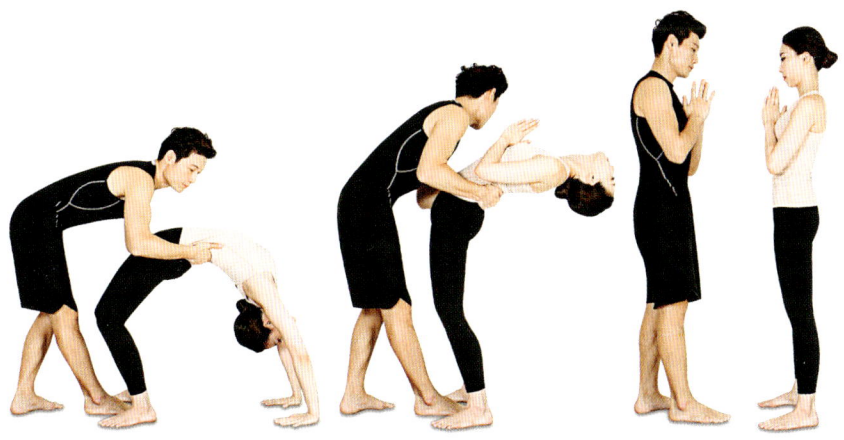

백벤딩 - 드롭백 & 컴업

SEQUENCE
ADJUSTMENT

마지막으로 백벤딩 이후 '살람바 사르방가사나'부터 '마츠야아사나'까지의 피니시 시퀀스는 백벤딩 수련으로 인해 긴장된 신체를 이완하도록 하는 과정으로 부상에 유의하면서 효과적인 이완을 돕는 교정 방법을 기술하였습니다.

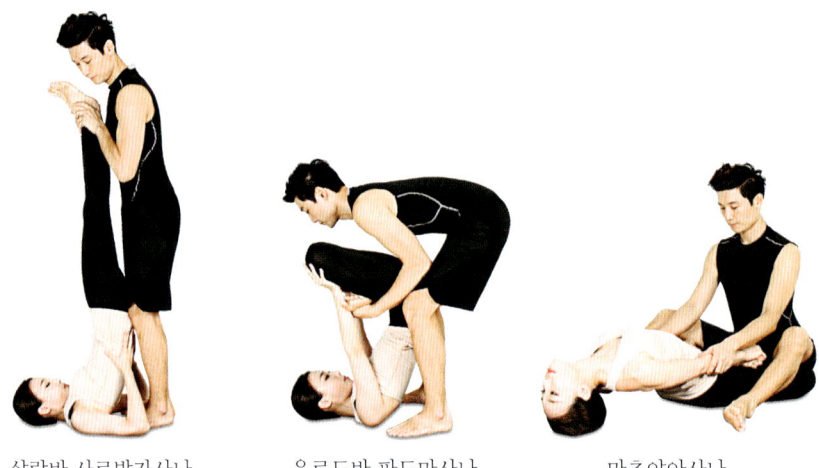

살람바 사르방가사나　　우르드바 파드마사나　　마츠야아사나

'시르샤아사나'부터 '요가 무드라'까지는 신체 내부 조직에 자극을 주고 활성화시키며 내부 장기를 이완할 수 있게 하는 자세들로 교정 시 자세와 호흡을 안정적으로 계속 유지할 수 있도록 도와주는 방법에 대한 내용을 담았고 특히 중요한 자세인 '시르샤아사나'의 교정 과정은 초보 단계에서부터 점차적으로 단계를 밟으며 천천히 교정할 수 있도록 하는 과정의 설명을 담았습니다.

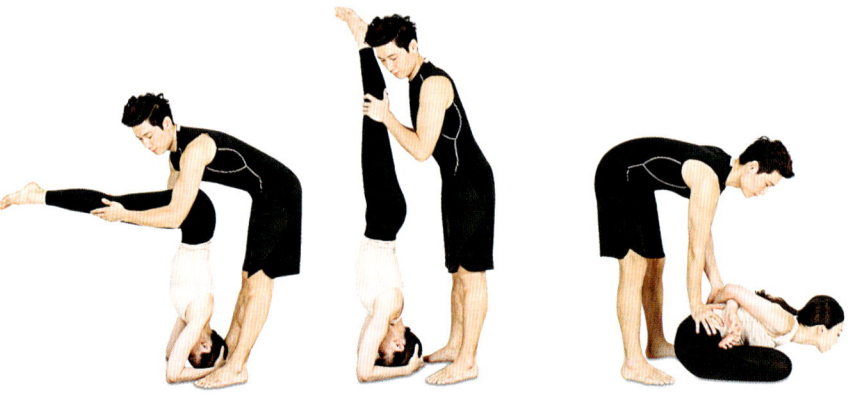

시르샤아사나　　　　　　　　요가 무드라

피니시 시퀀스의 자세들은 수련을 정리하는 과정의 매우 중요한 자세들로 호흡 횟수와 지속 시간이 길어 피니시 시퀀스를 혼자서 할 수 없는 수련자가 무리하게 수련을 이어가면 허리와 목 주변 및 어깨에 통증과 부상이 생길 수 있습니다. 그러므로 항상 수련자의 신체 상태를 주의 깊게 판단하여 단계별로 교정하는 것이 중요합니다.

지금까지 아쉬탕가 요가 프라이머리 시리즈 시퀀스의 각 파트별 특징과 이점 및 책의 본문에 담고 있는 교정 방법과 과정을 개괄적으로 살펴보았고 다음 장에서는 자극과 통증 그리고 부상에 대해 설명하겠습니다.

HOW TO TREAT
PAIN & INJURIES

"자극과 통증 그리고 부상에 대해서..."

아쉬탕가 요가를 수련할 때 자세마다 다양한 자극을 느끼게 됩니다. 약하고 익숙한 자극이 있는가 하면 강하고 아픔이나 통증을 느끼게 하는 자극도 있습니다. 처음에는 강도가 큰 통증으로 느껴지던 것이 시간이 지나 어느 순간 작은 자극으로 느껴지기도 합니다.

자극과 통증은 주관적이며 개인별로 느끼는 차이가 커서 구분 짓고 정의하기에 어려운 주제지만 그럼에도 불구하고 부상으로 인한 통증으로 고통받았던 제 자신과 저와 같은 분들을 위해 이야기 하고자 합니다.

우리의 몸은 물리적으로나 정신적으로 복잡한 구조로 되어 있어 사람마다 부상을 입을 수 있는 유형은 각기 다르지만 일반적으로 신체 구조상 제일 약한 부분에 부상이 생길 수 있다고 봅니다. 따라서 생활 속에서 또는 요가의 아사나를 수련할 때에도 여러 가지 부상을 입을 수 있습니다.

수련을 할 때 자세의 형태에 따라 신체가 자극을 받는 부위와 그 강도는 개인마다 다를 수 있습니다. 신체적 한계를 넘어서려고 노력하는 과정에서 신체 상태에 따라 수련에 따른 자극을 견딜 수 있을 때도 있지만 부담으로 느껴 견디지 못해 통증과 부상이 생길 수 있습니다.

통증이 발생하는 경우는 장기간에 걸친 혹사로 인해 생기거나 또는 부족함을 극복하고자 하는 무리한 수련으로 갑작스럽게 생길 수도 있습니다. 여러 가지 이유로 발생한 통증으로 인해 수련자들이 좌절하며 고통스러워하는 모습을 종종 보게 됩니다. 통증에 따른 육체적, 정신적, 감정적 고통이 크기 때문입니다.

아사나 수련을 할 때 자세에 따라 인식되는 신체 부위가 있는 반면 사용하지만 잘 인식되지 못하는 신체 부위가 있습니다. 자신의 신체를 스스로 인식하고 자각을 통해 신체의 움직임을 제어할 수 있다면 통증이 생기지 않을 수 있겠지만 이것은 생각처럼 쉽지 않습니다.

자극을 넘어선 통증이 있다는 것은 몸이 나에게 어느 부분에 손상을 입었다고 알려주는 신호입니다. 그 통증을 통해서 수련자는 신체 상태를 판단하고 관련된 부위를 인식하고 자각함으로써 부상을 예방하는 것이 중요합니다. 또한 자신의 신체의 상태에 따라 수련의 정도를 결정하여 수련하는 것도 통증이나 부상이 생기지 않을 수 있도록 예방하는 방법이 될 수 있습니다.

이러한 내용들은 교정에서도 중요하게 다루어야 할 부분으로 생각하여 수련 시 부상을 입거나 통증을 느낄 수 있는 경우와 교정 시 주의해야 할 점 및 수련을 효과적으로 도울 수 있는 방법들을 담아 수련과 교정에 모두 도움이 되고자 하였습니다.

따라서 본문에는 자세별로 신체가 느끼는 자극의 부위를 사진에 쉽게 알아볼 수 있도록 표시하였고 교정을 할 때 통증이 발생할 수 있는 신체 부위에 대한 내용과 예방할 수 있는 방법을 담도록 하였습니다. 또한 교정자가 수련자의 신체 상태를 고려하고 판단할 수 있도록 하며 수련자 스스로 인식하지 못하는 신체 부위를 느끼고 자각할 수 있도록 하기 위하여 단계를 나누어 교정하는 방법에 대해서도 서술하였습니다.

요가를 수련하는 수련자로써 자극과 통증 그리고 부상에 대하여 평정심을 유지하려는 노력이 중요하다고 생각하며 통증과 부상 없는 꾸준한 수련이 되길 바랍니다.

HOW TO
ADJUSTMENT ?

"수련자의 자세를 만들어 주기
보다는 단지 자각하도록 도와줍니다."

1. 우선 "말"로 설명합니다.

처음부터 직접적으로 손이 닿는 물리적인 교정보다는 우선 말로 자세를 설명하여 교정을 할 수 있도록 노력합니다. 그다음 간단한 시범을 보이며 설명하고 직접적인 교정은 마지막으로 하는 것을 권합니다.

2. 교정 전 동의를 구합니다.

교정 시 항상 간단하게 "교정하겠습니다." 또는 "교정해도 될까요?"라고 먼저 묻고 동의를 구해야 합니다. 또한 교정을 위해 다가갈 때 수련자가 인기척을 느낄 수 있도록 합니다.

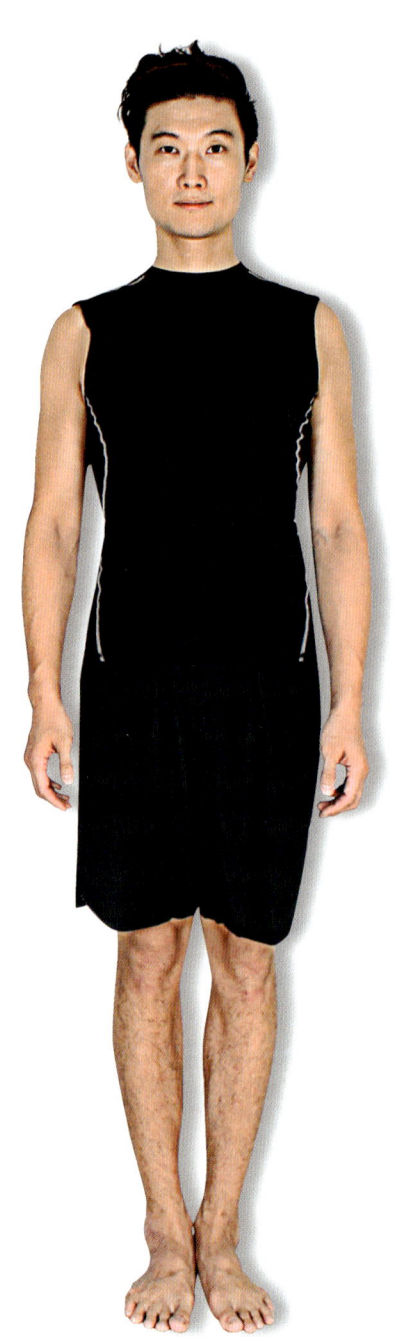

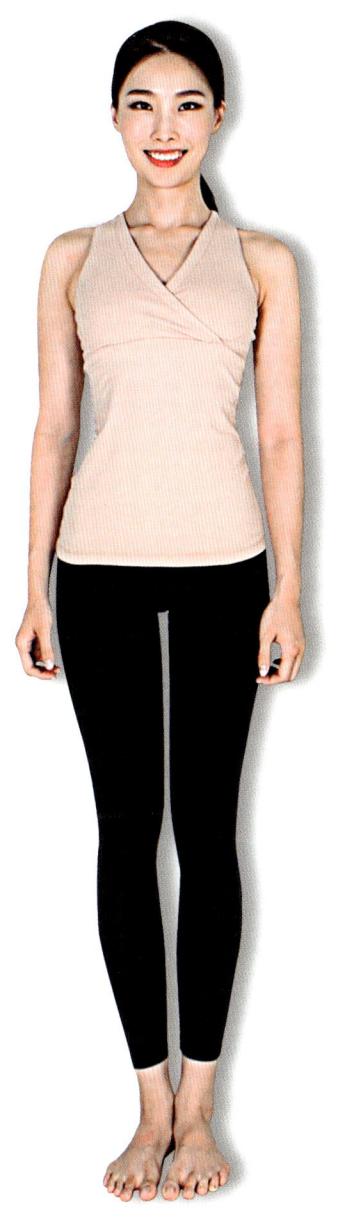

3. 교정을 할 때 교정의 이유와 교정하는 신체 부위에 대해 설명합니다.

교정 전 교정을 하는 이유와 목적 및 신체 부위에 대한 충분한 설명을 하여 수련자와 소통하는 것이 중요합니다. 또한 교정 시 어깨, 등, 허리, 골반 위주로 터치하고 그 밖의 부위는 가급적이면 터치하지 않도록 합니다.

4. 수련자를 교정할 때 통증이 생기지 않도록 주의합니다.

교정을 할 때에는 수련자를 과도하게 잡아당기거나 누르지 않도록 하여 통증이 생기지 않도록 주의합니다.

5. 중요한 부분부터 단계별로 교정합니다.

교정의 목적과 중요도 등에 우선 순위를 두고 단계별로 교정하는 것을 권합니다.

DIRECTION
MOVEMENT

1. 많은 사람들을 교정할 수 있도록 노력합니다.

초보 수련자 또는 소수의 수련자만을 교정하게 된다면 교정을 받지 못한 수련자는 다소 소외되는 느낌을 받을 수 있으며 불만이 생길 수도 있습니다. 그러므로 가급적 많은 분들을 교정할 수 있도록 노력합니다.

2. 많은 사람들을 교정할 수 있게 하기 위해 교정자의 동선이 짧게 되도록 학생의 자리를 배치합니다.

수업 전 학생들의 수련의 정도를 물어보고 초보 수련자와 숙련자를 나누어 자리를 배치합니다. 초보 수련자들은 중간의 자리에 위치하도록 하며 숙련자는 첫 줄과 오른쪽 끝자리부터 세로로 위치하도록 합니다. 아쉬탕가 요가의 스탠딩 자세에서 오른쪽 방향으로 몸을 돌려서 진행하는 자세가 많기 때문에 자세가 익숙하지 않은 분들은 첫 줄과 오른쪽 끝 쪽에 있는 숙련자들을 보면서 자세를 따라 할 수 있으며 초보 수련자들이 모여 있어 교정자의 동선도 짧아질 수 있으므로 좀 더 많은 학생들의 자세 교정을 할 수 있게 됩니다. 따라서 수업 전 학생들의 자리를 배치하는 것이 중요합니다.

3. 교정을 하면서 다음 교정의 동선을 파악할 수 있도록 노력합니다.

교정 시 교정을 받는 수련자에게 집중하는 것은 당연하지만 교정을 받지 않은 다른 수련자들을 둘러보며 교정하는 것을 권합니다. 교정 후 다음 교정을 할 때의 동선도 파악할 수 있도록 노력해 봅니다.

4. 교정의 정도를 결정할 수 있어야 합니다.

교정의 정도를 결정하기 위하여 교정의 대상이 초보 수련자인지 또는 숙련자인지를 분별하는 능력이 필요합니다. 모든 교정은 수련자의 상태에 맞도록 단계적으로 하는 것을 권하며 수련자에 따라 교정의 정도를 결정할 수 있도록 노력합니다.

5. 교정을 하는 선생님의 안전도 중요합니다.

교정을 하는 과정에서 지도 선생님이 부상을 입는 경우가 종종 있습니다. 자신의 안전 또한 중요하게 생각하며 부상을 입지 않도록 주의합니다.

CHAPTER 1
SURYANAMASKARA

00 수리야나마스카라

호흡과 자세가 연결이 될 수 있도록 흐름 위주로 교정하며 자주 등장하는 만큼 중요한 자세인 업 독과 다운 독을 교정하는 방법에 대해서 설명합니다.

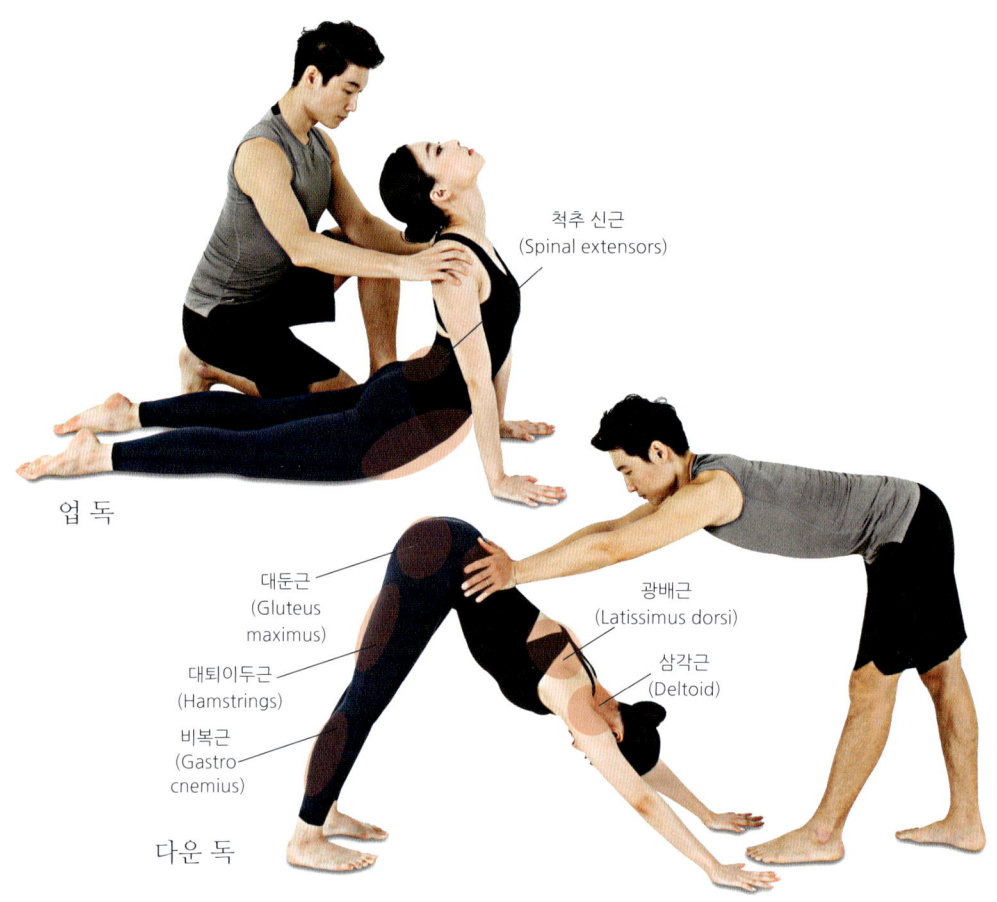

업 독

척추 신근 (Spinal extensors)

다운 독

대둔근 (Gluteus maximus)
대퇴이두근 (Hamstrings)
비복근 (Gastrocnemius)
광배근 (Latissimus dorsi)
삼각근 (Deltoid)

업 독 (우르드바무카 스바나사나)
허리를 뒤로 젖혀서 경추부터 꼬리뼈까지 펴주고 어깨와 가슴을 열어주어 앞으로 굽은 신체를 펴서 균형을 잡게 해주는 매우 중요한 자세입니다. 상체를 들어 올릴 때 어깨가 위로 올라가 있거나 앞으로 구부러져 있으면 가슴이 열리지 않으며, 척추의 특정 부위만을 사용하면 척추에 전체적인 이완이 어려우니 확인하며 교정하는 것이 중요합니다.

자극
척추의 이완으로 척추신근과 복직근 그리고 허리와 골반으로 연결된 장요근의 이완으로 요추와 골반에 자극이 생깁니다.

다운 독 (아도무카 스바나사나)
어깨와 허리 및 다리의 이완을 중점으로 하며 세 가지 반다를 유지하면서 호흡을 하는 매우 중요한 자세입니다. 어깨를 바닥으로 끌어내리면 손목과 어깨에 통증이 생길 수 있으며 허리를 바닥으로 끌어내리거나 둥그렇게 위로 올리는 경우에는 골반과 허리에 통증이 생길 수 있으니 유의하면서 1~3단계(p31참고)의 순서로 교정하는 것을 권합니다.

자극
어깨의 삼각근과 넓은 광배근 및 척추신근의 이완과 특히 하체의 대둔근, 대퇴이두근, 사두근, 비복근 등 다리가 전체적으로 이완됨에 따라 자극이 생깁니다.

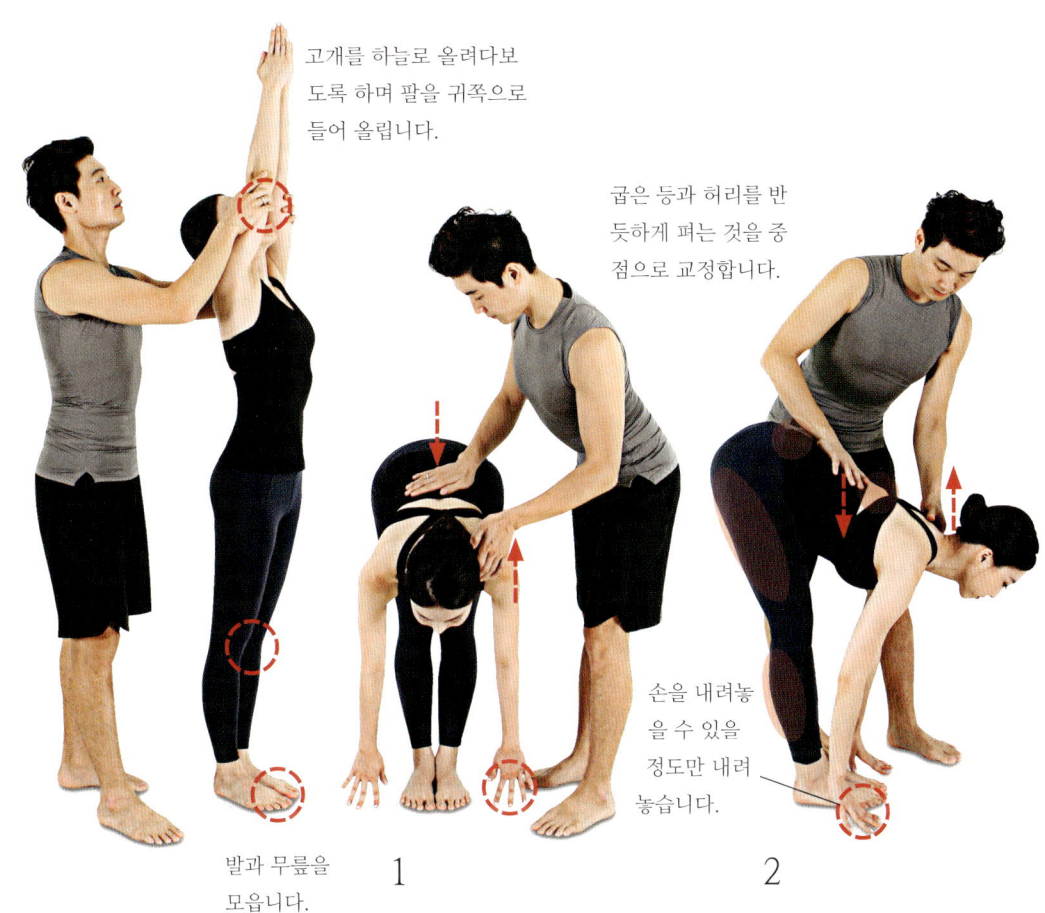

고개를 하늘로 올려다보도록 하며 팔을 귀쪽으로 들어 올립니다.

굽은 등과 허리를 반듯하게 펴는 것을 중점으로 교정합니다.

발과 무릎을 모읍니다.

손을 내려놓을 수 있을 정도만 내려놓습니다.

1　　2

초보 손을 바닥에 내려놓기가 어려우며 다리를 펼 수 없는 경우에는 다리를 다 펴지 않고 무릎을 접으면서 손은 가능한 정도로만 바닥에 내려놓고 고개를 들어 올리도록 교정합니다. 초보 단계부터 1단계 또는 2단계의 상황에 따라 교정을 진행하는 것을 권합니다.

자극 흉추와 요추의 교정으로 척추에 자극이 생기며 특히 하체의 대둔근, 대퇴이두근, 비복근 등 다리의 전체적인 이완으로 자극이 크게 느껴집니다.

1 고개를 들어 올릴 때 다리를 다 펼 수 있지만 손바닥을 펴고 바닥을 짚을 수 없는 경우 교정자는 수련자의 어깨를 잡고 가슴을 들어 올리면서 허리를 눌러 흉추와 요추가 이완될 수 있도록 교정합니다.

2 수련자가 다리를 다 펴고 손바닥으로 바닥을 짚을 수 있게 되면 자세의 전환 시에 점프 동작으로 자세를 연결하는 것을 설명해 줍니다. 만약 손목이나 어깨에 통증이 있다면 통증이 없어질 때까지는 자세의 전환은 걸어서 하는 것을 권합니다.

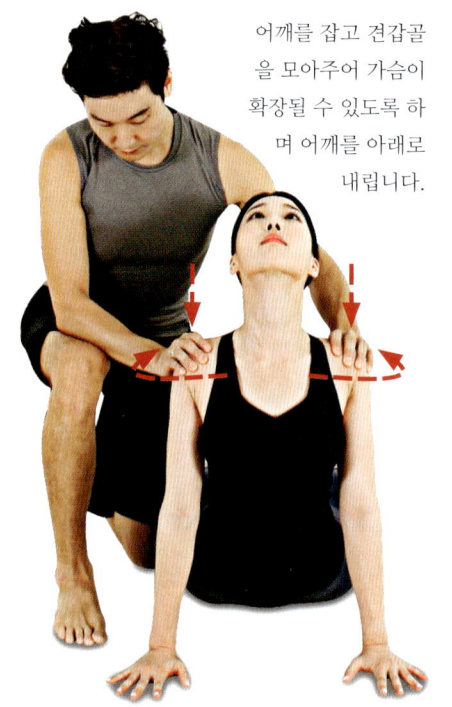

어깨를 잡고 견갑골을 모아주어 가슴이 확장될 수 있도록 하며 어깨를 아래로 내립니다.

초보 업 독에서 (가슴을 들어 올릴 때) 허리와 가슴을 펼 수 없을 경우에는 골반을 바닥으로 내리고 팔꿈치를 다 펴지 않도록 하여 허리에 무리가 가지 않을 정도로만 상체를 일으켜 허리의 이완을 우선순위로 교정합니다.

다운 독에서 발뒤꿈치로 바닥을 누를 수 없는 경우에는 무릎을 접고 발의 위치를 앞으로 한 발 정도 옮겨서 발뒤꿈치가 바닥을 누를 수 있게 하여 다리보다 어깨가 우선순위로 이완될 수 있도록 교정합니다.

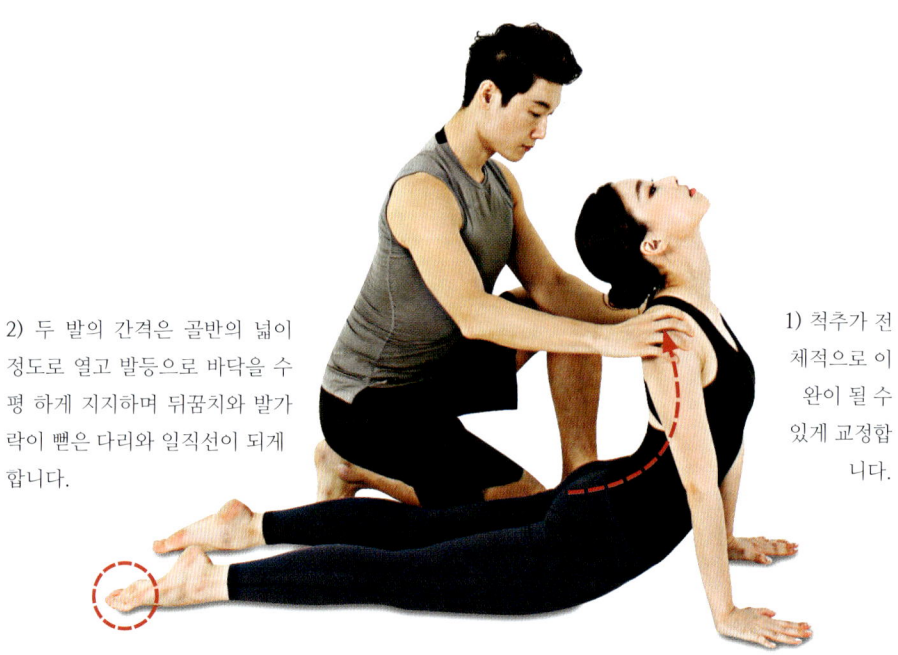

2) 두 발의 간격은 골반의 넓이 정도로 열고 발등으로 바닥을 수평 하게 지지하며 뒤꿈치와 발가락이 뻗은 다리와 일직선이 되게 합니다.

1) 척추가 전체적으로 이완이 될 수 있게 교정합니다.

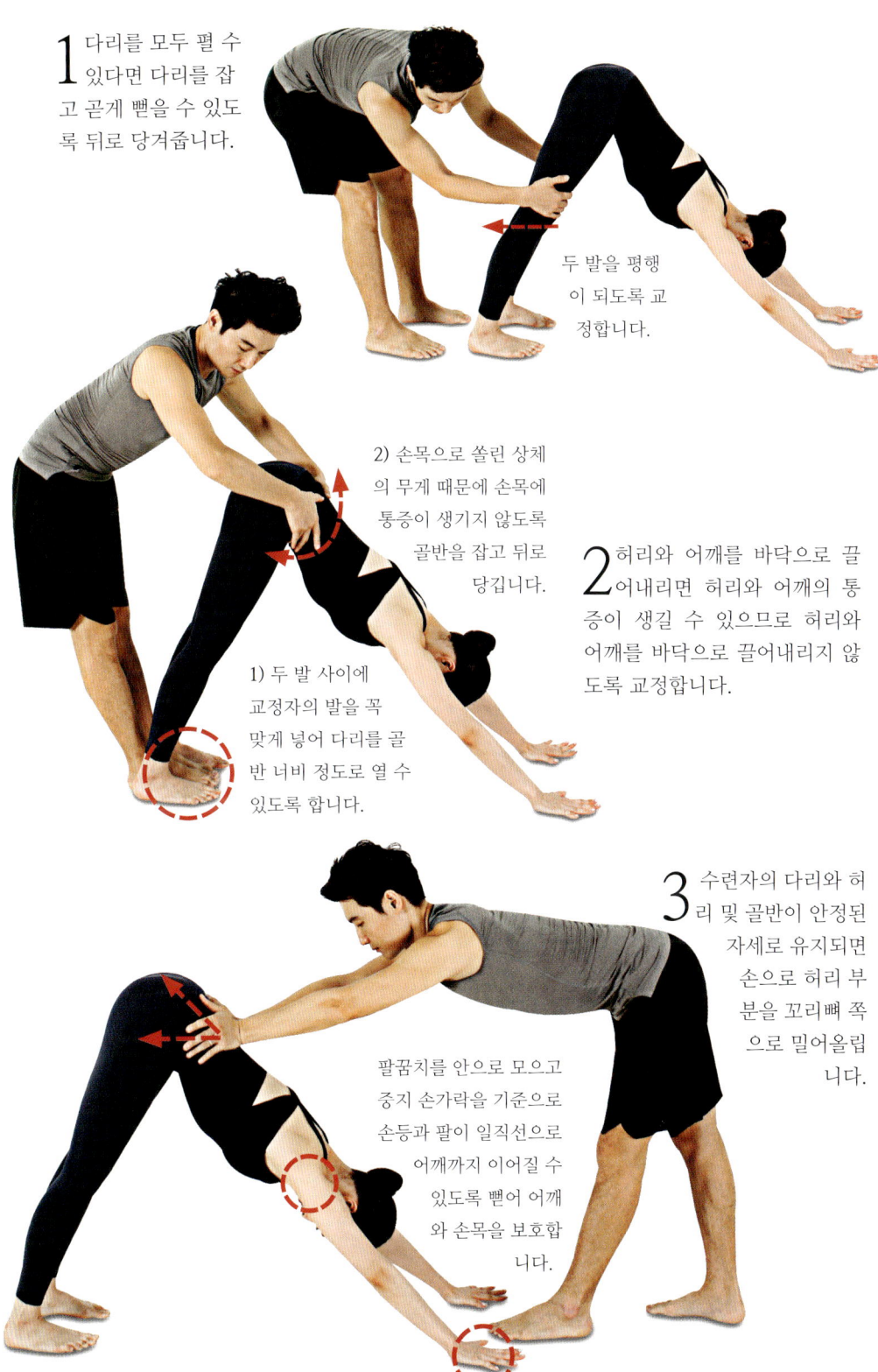

1 다리를 모두 펼 수 있다면 다리를 잡고 곧게 뻗을 수 있도록 뒤로 당겨줍니다.

두 발을 평행이 되도록 교정합니다.

2) 손목으로 쏠린 상체의 무게 때문에 손목에 통증이 생기지 않도록 골반을 잡고 뒤로 당깁니다.

2 허리와 어깨를 바닥으로 끌어내리면 허리와 어깨의 통증이 생길 수 있으므로 허리와 어깨를 바닥으로 끌어내리지 않도록 교정합니다.

1) 두 발 사이에 교정자의 발을 꼭 맞게 넣어 다리를 골반 너비 정도로 열 수 있도록 합니다.

3 수련자의 다리와 허리 및 골반이 안정된 자세로 유지되면 손으로 허리 부분을 꼬리뼈 쪽으로 밀어올립니다.

팔꿈치를 안으로 모으고 중지 손가락을 기준으로 손등과 팔이 일직선으로 어깨까지 이어질 수 있도록 뻗어 어깨와 손목을 보호합니다.

CHAPTER 2
THE STANDING SEQUENCE

01 파단구스타사나

초보 수련자보다는 숙련자에게 하는 교정으로 상체와 하체가 좀 더 깊이 이완될 수 있도록 하는 것이 중요하며, 교정 방법은 1~2단계로 설명합니다.

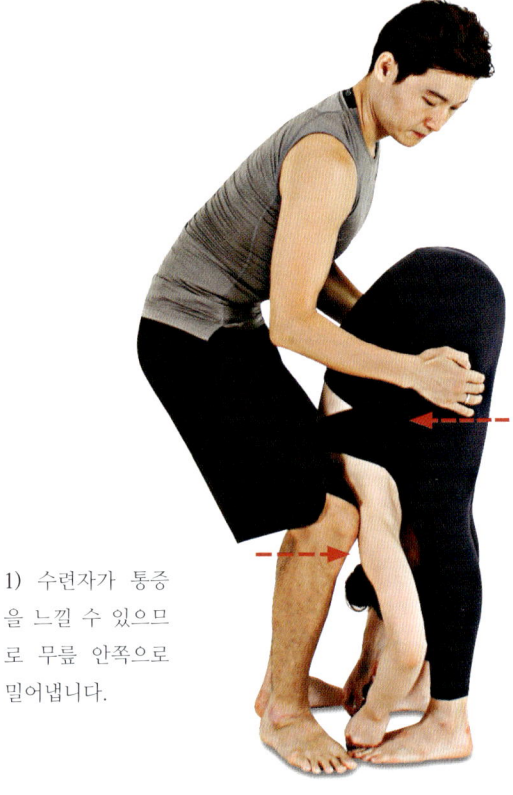

2) 무릎 안쪽으로 수련자의 견갑골을 밀어내며 가슴과 복부가 맞닿을 수 있도록 허벅지를 당겨줍니다.

1) 수련자가 통증을 느낄 수 있으므로 무릎 안쪽으로 밀어냅니다.

1

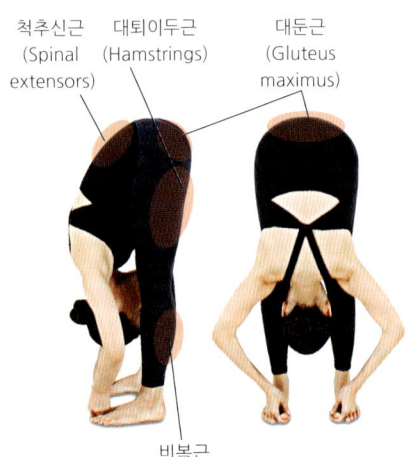

척추신근 (Spinal extensors)
대퇴이두근 (Hamstrings)
대둔근 (Gluteus maximus)
비복근 (Gastrocnemius)

주의 교정 시 수련자의 허벅지를 과하게 당겨서 균형을 넘어뜨리지 않도록 합니다. 2단계 교정에서는 좀 더 깊은 전굴 자세를 위해 손을 잘 대지 않는 대둔근을 잡고 교정합니다. 대둔근은 불쾌감을 느낄 수 있는 부위이기 때문에 교정 전 반드시 동의가 필요하며 더욱 주의를 기울여야 합니다.

자극 1단계 교정 시 척추신근, 대퇴이두근, 비복근의 자극이 생기며 2단계 교정 시 잘 자각하지 못하는 이상근, 중둔근, 대둔근의 자극이 크게 느껴집니다.

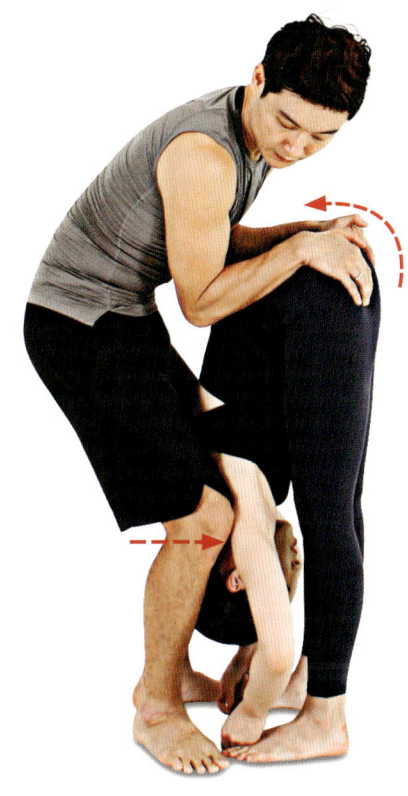

교정자는 손목과 팔꿈치를 이용하여 수련자의 대둔근을 끝에서부터 잡고 위에서 아래로 끌어당기듯이 잡아줍니다.

2

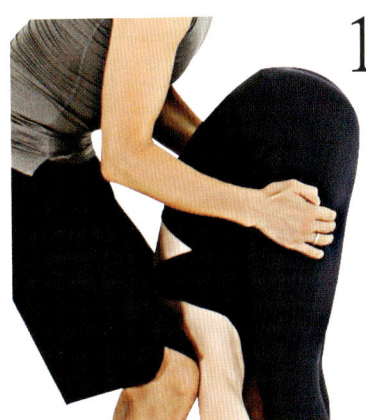

1 수련자가 상체를 숙일 때 허리와 다리가 반듯하게 펴진다면, 상체와 하체가 전체적으로 이완될 수 있도록 교정합니다.

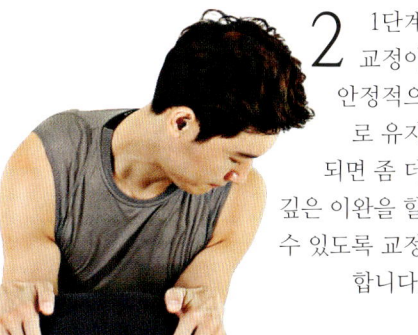

2 1단계 교정이 안정적으로 유지되면 좀 더 깊은 이완을 할 수 있도록 교정합니다.

02 웃티타 트리코나사나 -A

다리와 골반 및 고관절의 이완과 틀어진 골반과 허리를 바르게 교정하는 것이 중요합니다. 1~3단계로 교정하는 방법을 설명합니다.

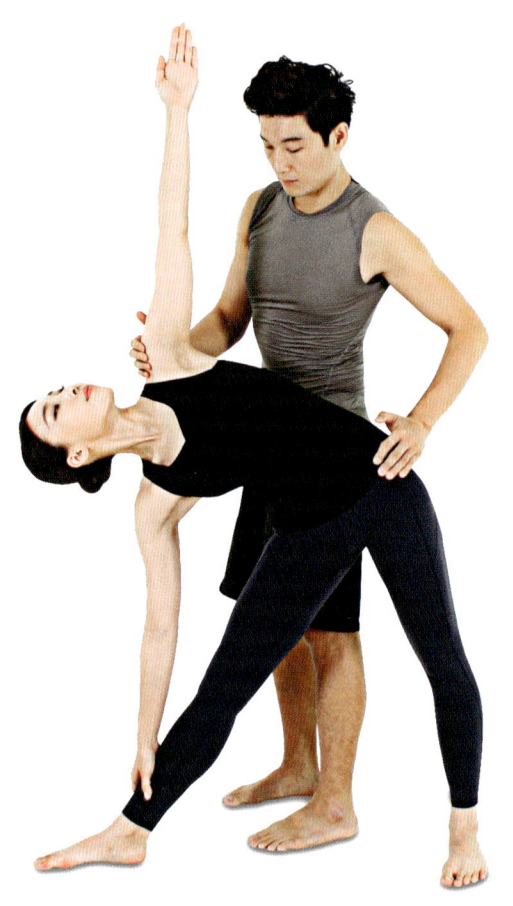

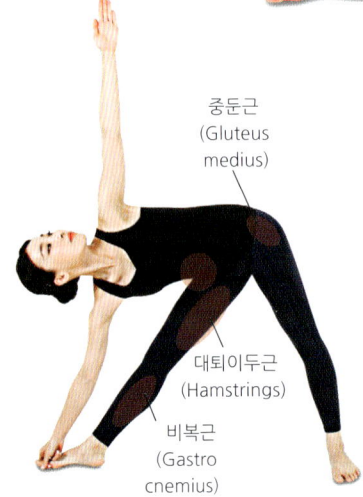

중둔근 (Gluteus medius)
대퇴이두근 (Hamstrings)
비복근 (Gastrocnemius)

주의 수련자의 몸이 점차적으로 변화되는 상태에 맞게 단계별로 교정하는 것을 권합니다. 예를 들어 1단계의 교정을 진행할 경우 1단계 교정까지만 진행하는 것을 권합니다.

자극 요추 부위의 요방형근, 골반의 중둔근, 이상근, 기울인 쪽의 다리의 고관절 주변 및 대퇴이두근, 비복근의 이완으로 자극이 크게 생기며, 교정의 단계가 진행될수록 기울이는 쪽뿐만 아니라 반대쪽의 허리와 골반의 이완됨을 느낄 수 있습니다.

1) 손목과 팔꿈치의 중간 부분을 잡습니다.

3) 수련자의 몸이 반듯하게 옆으로 기울어질 수 있도록 위로 뻗은 팔을 잡고 엉덩이를 밀어냅니다.

2) 수련자의 엉덩이가 뒤로 빠지지 않도록 교정자의 골반 측면으로 받쳐 줍니다.

수련자의 어깨를 잡고 당겨서 발부터 위로 뻗은 손까지 일직선이 될 수 있도록 교정합니다.

1-1

1-2

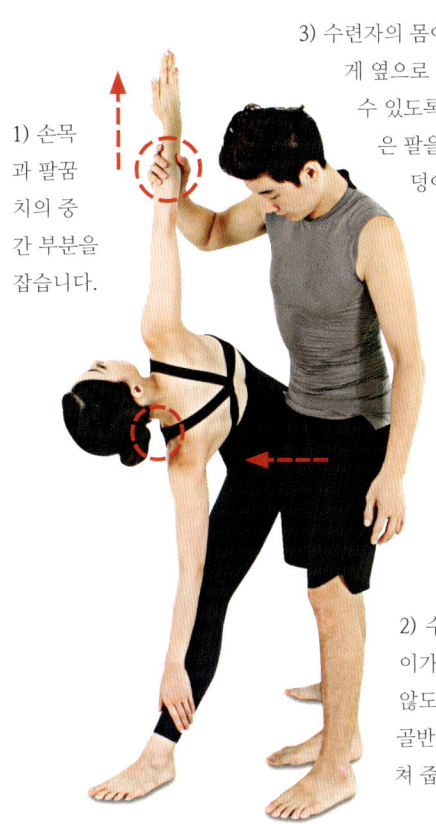

1 몸을 옆으로 기울일 때 왼쪽 사진처럼 엉덩이가 뒤로 빠지면 상체를 반듯하게 펼 수 없습니다. 척추를 곧게 편 상태에서 가능한 만큼만 상체를 기울이고 골반과 고관절이 이완되도록 교정합니다.

1-1 수련자의 상체를 기울이는 쪽의 다리와 고관절 및 골반을 이완합니다. 승모근이 굳은 상태에서 고개를 돌려 손을 바라보기 힘들다면 바닥을 보게 하고 점차적으로 고개를 돌려 수련자가 손끝을 보도록 교정합니다.

1-2 발부터 발을 잡은 손, 무릎, 어깨, 머리 그리고 위로 뻗은 손까지 일직선이 될 수 있도록 교정합니다.

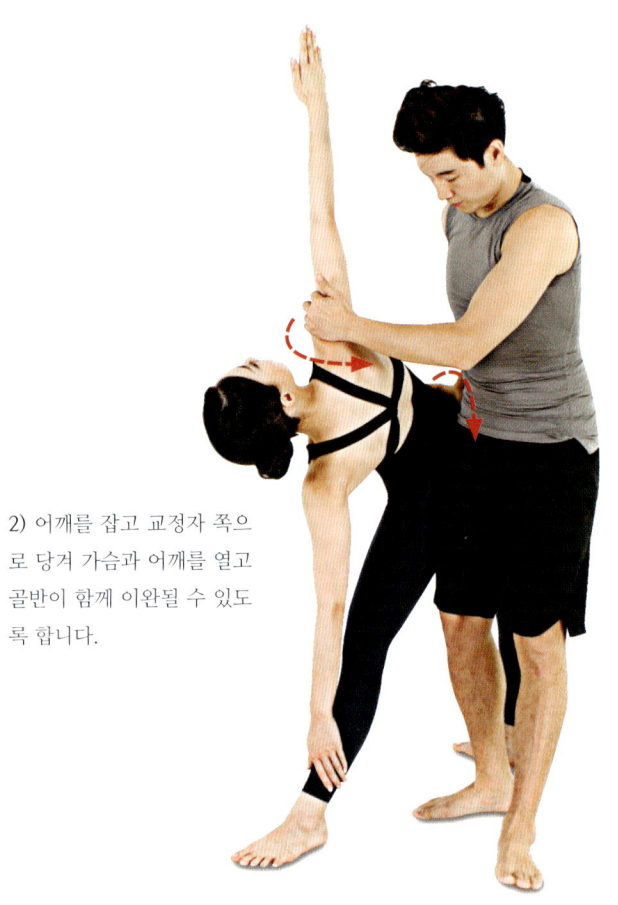

2) 어깨를 잡고 교정자 쪽으로 당겨 가슴과 어깨를 열고 골반이 함께 이완될 수 있도록 합니다.

1) 교정자는 수련자의 엉덩이가 뒤로 빠지지 않도록 자신의 골반 측면으로 지지합니다.

2 엉덩이가 뒤로 빠지지 않고 상체를 옆으로 기울일 수 있다면 골반과 가슴을 펼 수 있도록 교정합니다. (왼쪽 사진 참고)

골반 교정 시 어깨가 앞쪽으로 굽어지는 경우가 자주 발생합니다. 기울인 쪽 반대편 어깨를 열고 가슴을 펴며 몸통은 들어 올려 척추를 바르게 하고 골반을 이완시킵니다. (오른쪽 사진 참고)

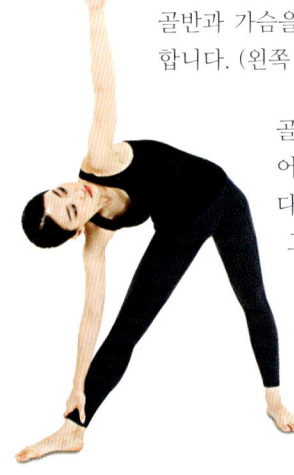
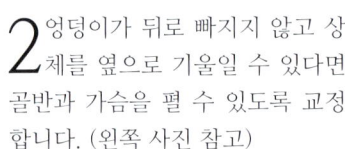

3) 어깨와 가슴이 펴지도록 팔을 잡고 위를 향해 들어 올립니다.

2) 안쪽으로 말려들어간 골반을 잡고 교정자 쪽으로 당겨 골반과 허리가 이완될 수 있도록 교정합니다.

1) 교정자의 골반 측면으로 수련자의 엉덩이가 뒤로 빠지지 않도록 받쳐 줍니다.

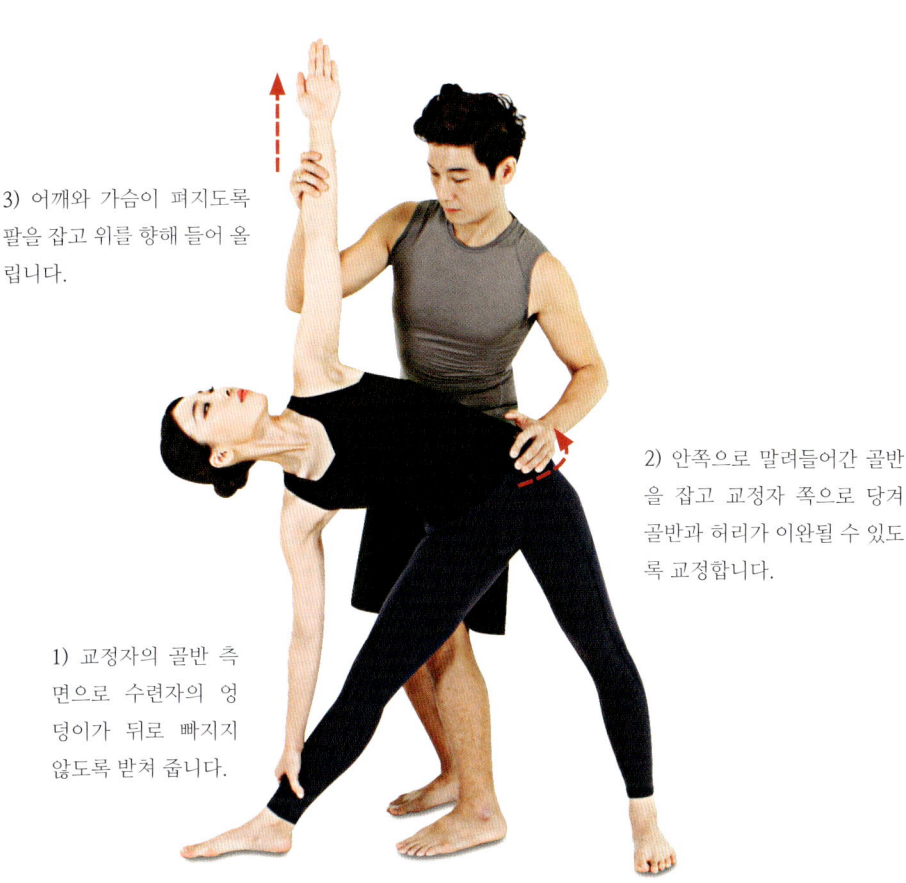

3
1단계와 2단계의 자세가 안정적으로 유지되면 마지막으로 손가락으로 발가락을 잡고 위로 당기도록 교정합니다.

기울어진 반대쪽 골반과 허리를 위로 향하게 하여 이완하고 발가락을 잡은 쪽 팔은 구부리지 않도록 하며 반대쪽 팔도 위로 뻗어줍니다.

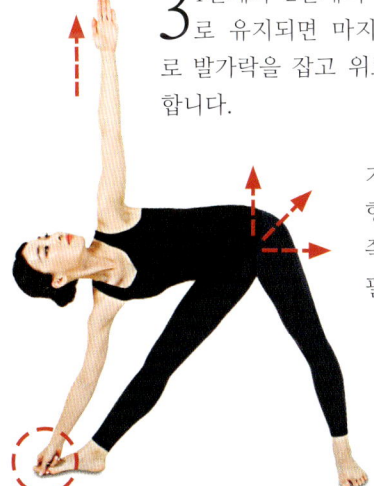

03 웃티타 트리코나사나 -B

상체를 회전시켜 척추를 비틀고 골반과 다리를 이완하며 골반의 위치를 교정하는 것이 중요합니다. 1~2단계로 설명합니다.

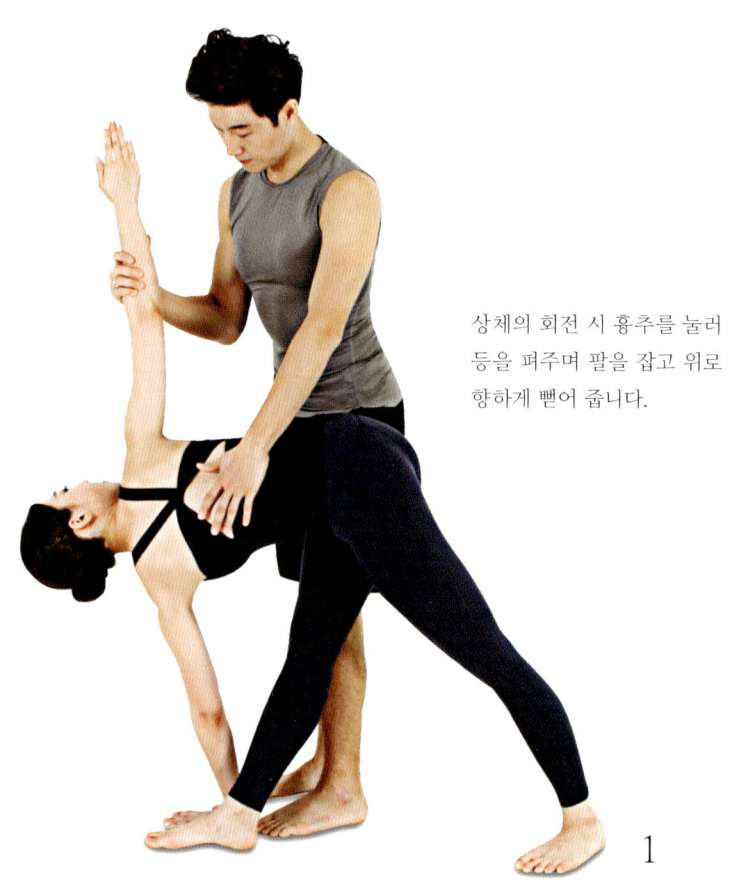

상체의 회전 시 흉추를 눌러 등을 펴주며 팔을 잡고 위로 향하게 뻗어 줍니다.

1

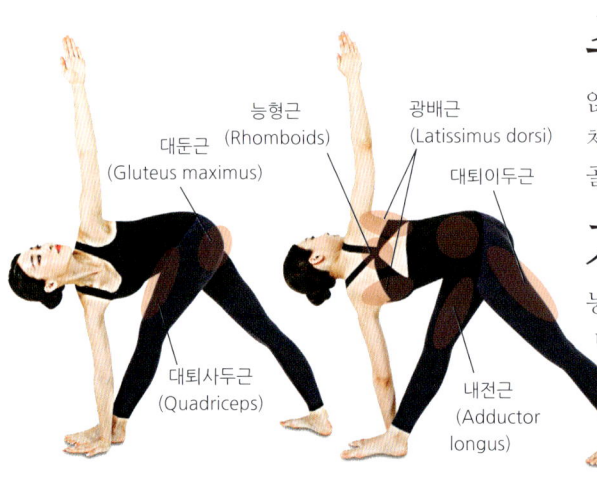

- 능형근 (Rhomboids)
- 대둔근 (Gluteus maximus)
- 광배근 (Latissimus dorsi)
- 대퇴이두근
- 대퇴사두근 (Quadriceps)
- 내전근 (Adductor longus)

주의 1단계 교정 시 척추 전체를 억지로 비틀어 허리에 통증이 생기지 않도록 하며, 2단계 교정 시 골반과 요추와 하체에 통증이 생길 수 있으므로 과도하게 어깨와 골반을 당기지 않도록 주의합니다.

자극 1단계 교정 시 척추의 비틀림으로 이완됨에 따라 견갑골 안쪽의 능형근과 넓은 광배근의 자극이 생기며 골반의 대둔근, 하체의 대퇴사두근, 대퇴이두근의 자극이 크게 느껴집니다. 2단계 교정 시 요방형근과 중둔근, 허벅지 안쪽 내전근에 자극이 생깁니다.

2) 어깨를 잡고 교정자 쪽으로 당깁니다. 수련자를 위에서 아래로 내려다봤을 때 등과 허리와 골반이 옆으로 휘지 않도록 교정합니다.

3) 상체를 회전할 때 골반이 같이 회전되지 않도록 골반을 잡고 뒤로 당기듯이 하여 골반이 수평이 되도록 교정합니다.

1) 골반 교정 시 수련자가 넘어지지 않도록 교정자의 골반으로 지지합니다.

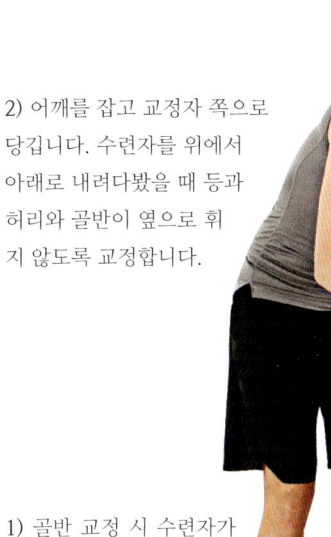

1 상체를 비틀 때 흉추가 함께 회전되어야 하며 굽은 흉추 때문에 상체의 회전이 잘 이루어지지 않을 때 교정합니다.

2 척추를 비트는 상태에서 골반과 척추가 틀어져 바닥을 지지하는 손 쪽으로 머리와 상체가 휘어지지 않도록 교정합니다.

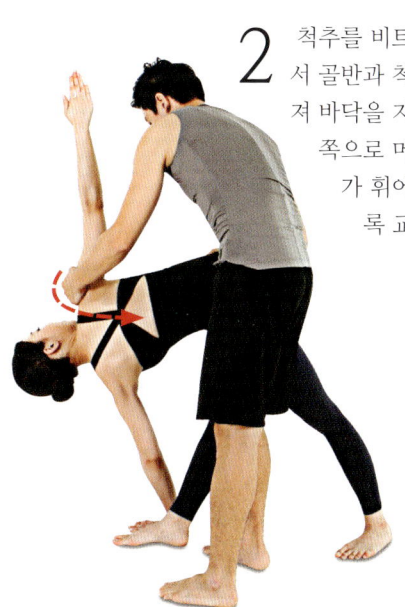

04 웃티타 파르스바코나사나 -A

하체의 근력을 증진 시키고 골반을 이완하며 척추를 바르게 교정하는 것이 중요합니다. 1~3단계로 교정 방법을 설명합니다.

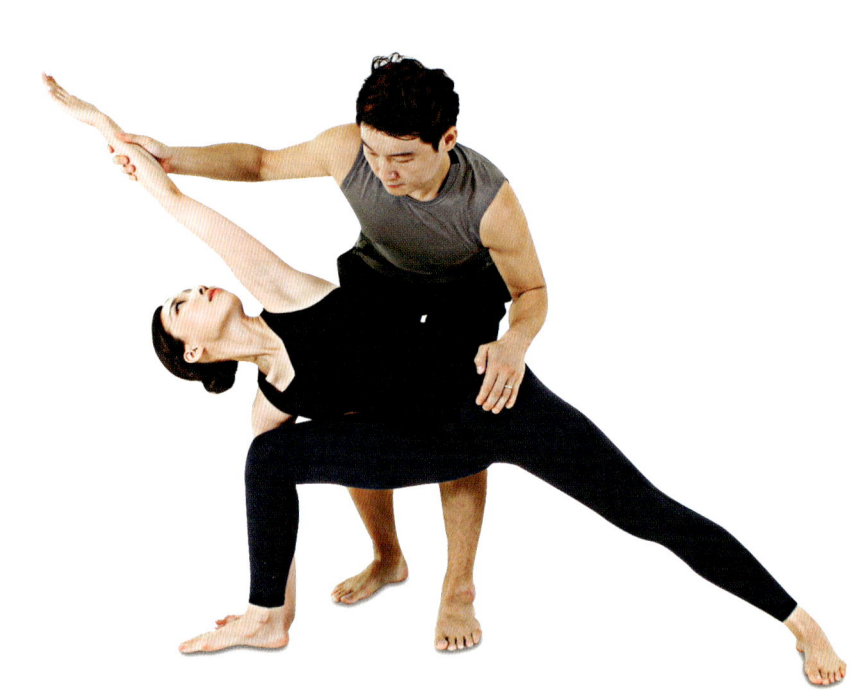

주의 골반 교정을 위해 골반을 잡고 당길 때 수련자가 통증을 느끼거나 넘어지지 않도록 주의하며 수련 시 주저앉은 자세가 되지 않게 엉덩이를 들도록 교정합니다.

자극 접은 다리의 고관절 및 대퇴이두근과 골반 안쪽 내전근의 자극이 생기며 가슴을 위로 펼칠수록 어깨의 삼각근, 전거근과 외복사근 및 뒤쪽 허리 측면과 골반의 중둔근의 자극이 느껴집니다. 3단계 교정 시 골반의 이완을 가장 크게 느끼게 됩니다.

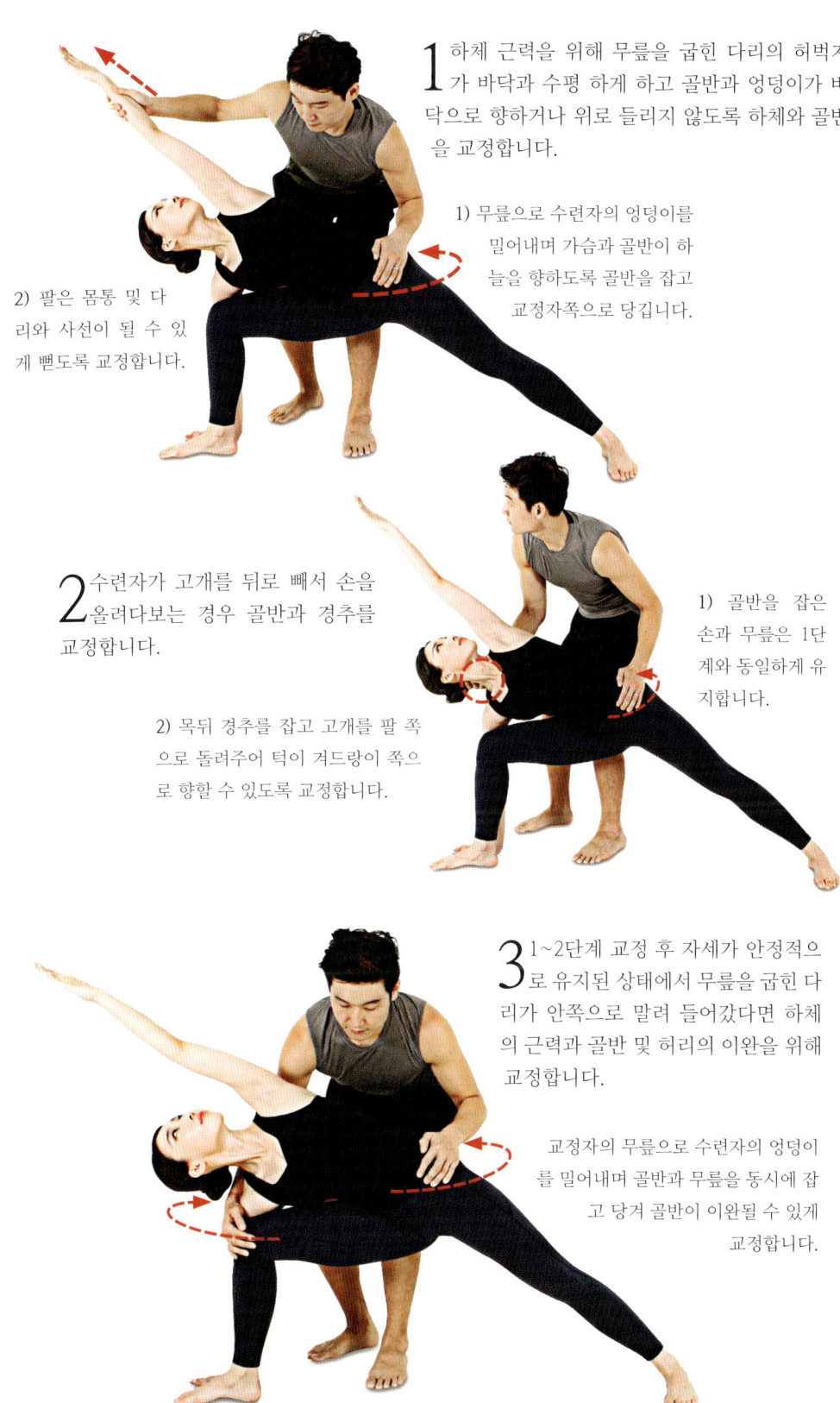

1 하체 근력을 위해 무릎을 굽힌 다리의 허벅지가 바닥과 수평 하게 하고 골반과 엉덩이가 바닥으로 향하거나 위로 들리지 않도록 하체와 골반을 교정합니다.

1) 무릎으로 수련자의 엉덩이를 밀어내며 가슴과 골반이 하늘을 향하도록 골반을 잡고 교정자쪽으로 당깁니다.

2) 팔은 몸통 및 다리와 사선이 될 수 있게 뻗도록 교정합니다.

2 수련자가 고개를 뒤로 빼서 손을 올려다보는 경우 골반과 경추를 교정합니다.

1) 골반을 잡은 손과 무릎은 1단계와 동일하게 유지합니다.

2) 목뒤 경추를 잡고 고개를 팔 쪽으로 돌려주어 턱이 겨드랑이 쪽으로 향할 수 있도록 교정합니다.

3 1~2단계 교정 후 자세가 안정적으로 유지된 상태에서 무릎을 굽힌 다리가 안쪽으로 말려 들어갔다면 하체의 근력과 골반 및 허리의 이완을 위해 교정합니다.

교정자의 무릎으로 수련자의 엉덩이를 밀어내며 골반과 무릎을 동시에 잡고 당겨 골반이 이완될 수 있게 교정합니다.

05 웃티타 파르스바코나사나 -B

척추의 회전과 비틀기에 따라 골반이 틀어지지 않고 이완 되도록 교정하는 것이 중요합니다. 초보단계와 1단계부터 4단계까지 단계별로 설명합니다.

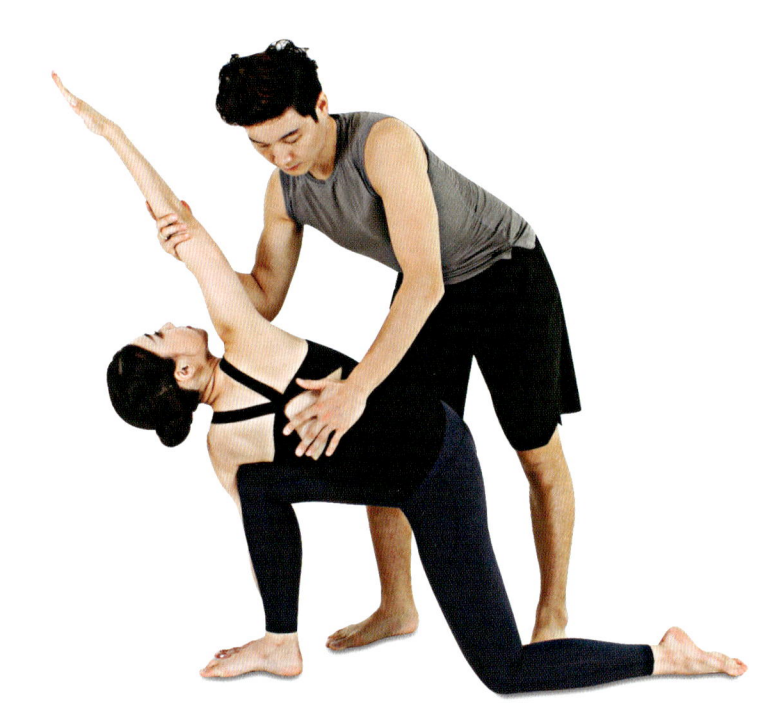

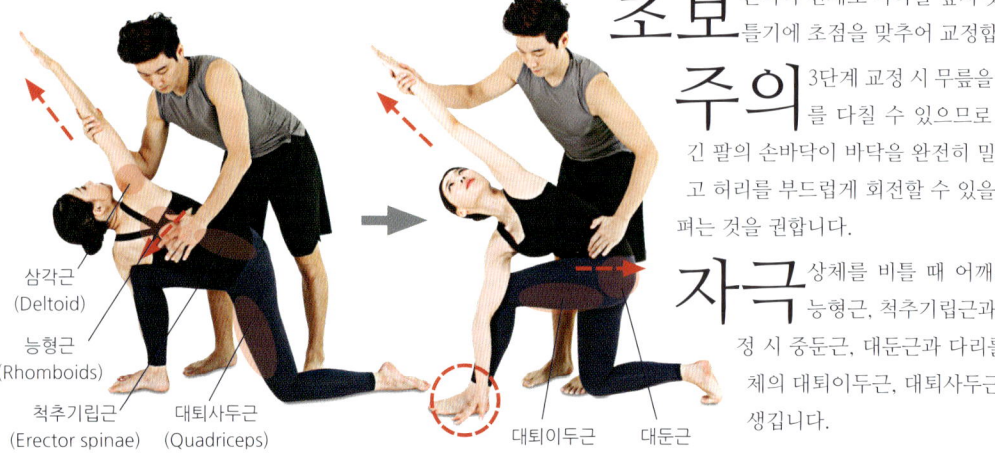

초보 손바닥 전체로 바닥을 짚지 못하여도 비틀기에 초점을 맞추어 교정합니다.

주의 3단계 교정 시 무릎을 펼 때 허리를 다칠 수 있으므로 무릎을 넘긴 팔의 손바닥이 바닥을 완전히 밀어낼 수 있고 허리를 부드럽게 회전할 수 있을 때 다리를 펴는 것을 권합니다.

자극 상체를 비틀 때 어깨의 삼각근, 능형근, 척추기립근과 골반을 교정 시 중둔근, 대둔근과 다리를 펼 때 하체의 대퇴이두근, 대퇴사두근의 자극이 생깁니다.

44 ASHTANGA YOGA ADJUSTMENTS

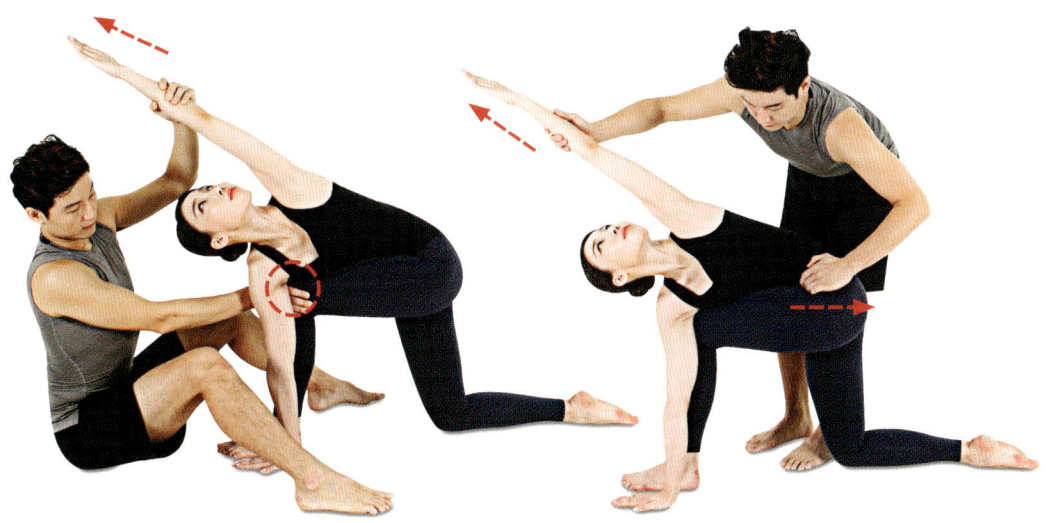

1 척추 비틀기를 위해 수련자의 손바닥이 바닥을 짚을 수 있도록 교정자의 손을 이용하여 교정합니다.

2 척추 비틀기 교정으로 하체의 힘이 허리로 잘 전달되는지를 확인하며 골반이 같이 딸려 들어가 있다면 골반이 틀어지지 않도록 골반을 잡고 수련자 뒤로 당겨 골반을 교정합니다.

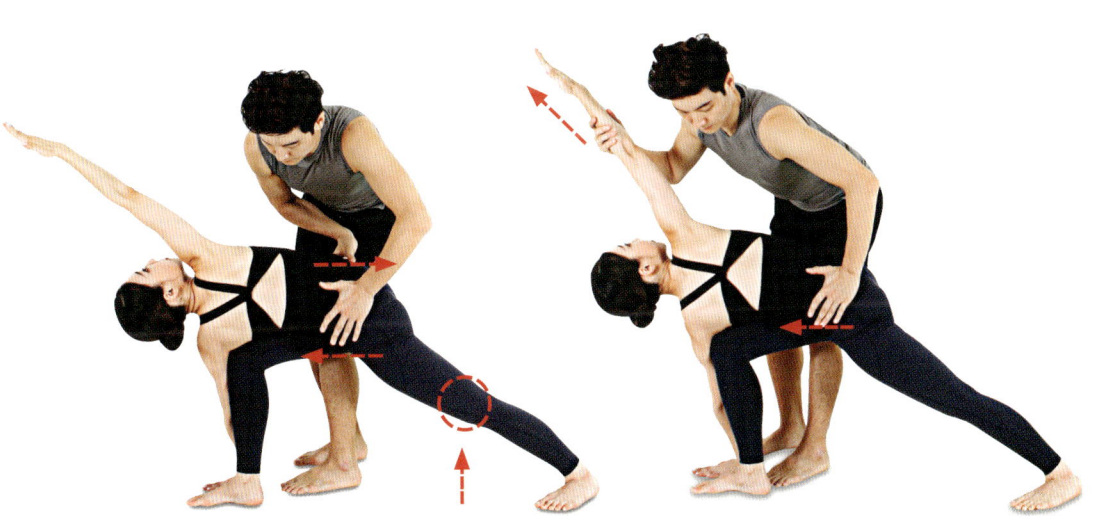

3 수련자의 팔이 무릎을 넘겨 허리가 잘 비틀어졌다면 다리를 뒤로 뻗어 펼 수 있도록 교정합니다.
교정 후 골반의 위치가 수평한지 확인하며 수련자가 넘어지지 않도록 교정자의 다리로 수련자의 골반을 지지해 주며 골반을 교정합니다.

4 마지막으로 다리를 뻗은 수련자의 팔과 상체의 비틀어진 허리와 골반을 전체적으로 교정하는 과정입니다.
수련자의 골반 측면을 교정자의 다리로 지지하고 뒤로 뻗은 다리 쪽 골반을 앞으로 밀어 내어 골반의 수평을 유지하며 손으로 팔을 잡고 사선으로 뻗어 교정합니다.

06 프라사리타 파도타나사나 -A, C

A 는 다리와 척추에 깊은 이완을 주고 C 는 하체의 근력과 어깨의 부드러움에 중점을 두며, 초보자보다는 숙련자에게 적합한 교정 방법입니다.

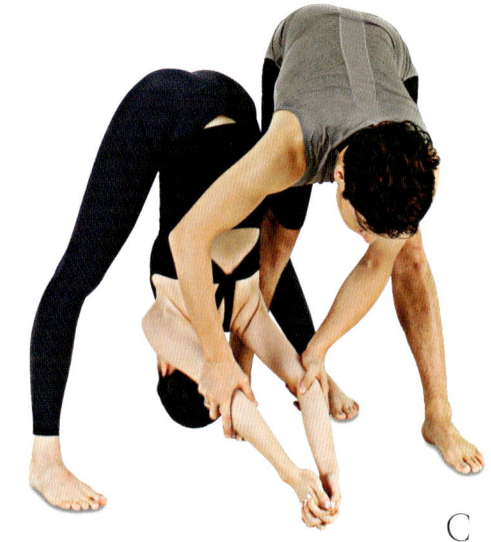

A

C

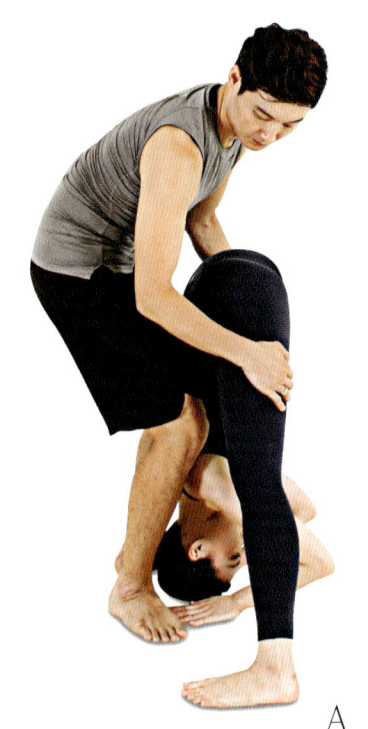

척추기립근 (Erector spinae)
대퇴이두근 (Hamstrings)
대둔근 (Gluteus maximus)
능형근 (Rhomboids)
삼각근 (Deltoid)
비복근 (Gastrocnemius)

A

C

주의 A 자세의 교정 시 하체의 통증이 생기지 않게 조심스럽게 당기며 수련자의 균형을 무너트리지 않도록 주의합니다. C 자세의 교정 시 과도하게 팔을 눌러 어깨와 견갑골 주변의 통증이 생기지 않도록 하며 앞으로 넘어지지 않도록 주의합니다.

자극 A 자세와 C 자세의 공통적인 자극 부위는 척추기립근과 대둔근이며 특히 하체에 내전근, 대퇴이두근, 비복근의 이완으로 자극이 생깁니다. C 자세의 교정 시 어깨의 삼각근과 능형근의 자극이 느껴집니다.

A 수련자가 상체를 앞으로 숙일 때 허리와 다리가 모두 펴졌다면 깊은 전굴 자세를 통해 복부를 수축하며 허리와 다리가 이완될 수 있도록 교정합니다.

1) 무릎으로 견갑골을 강하게 밀어내면 수련자가 통증을 느낄 수 있으므로 무릎 안쪽으로 밀어냅니다.

2) 수련자의 균형을 무너뜨릴 정도로 당기지 않도록 주의합니다.

C 형태만을 보고 교정의 유, 무를 판단하기 어려우므로 수련자와 서로 대화 후에 교정을 진행하기를 권하며 교정 시 수련자의 허리와 양 어깨의 깊은 이완이 되도록 교정합니다.

1) 수련자가 균형을 잃을 수 있으므로 교정자는 자신의 다리로 수련자의 다리 앞에 두어 다리를 지지합니다.

2) 양 팔꿈치 안쪽을 잡고 바닥 쪽으로 눌러 교정합니다. 이때 어깨만 바닥으로 누르기보다는 수련자의 몸이 전체적으로 앞으로 기울어진다는 느낌으로 교정합니다.

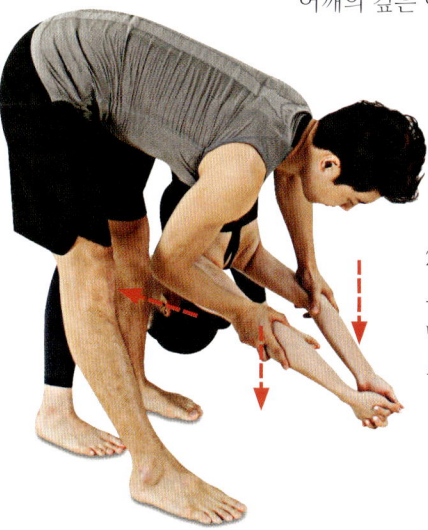

07 파르스봇타나사나

굽은 어깨를 펼 수 있게 교정하며 상체를 숙일 때 골반이 수평하도록 교정하는 것과 동시에 척추가 옆으로 휘지 않도록 교정하는 것이 중요합니다.

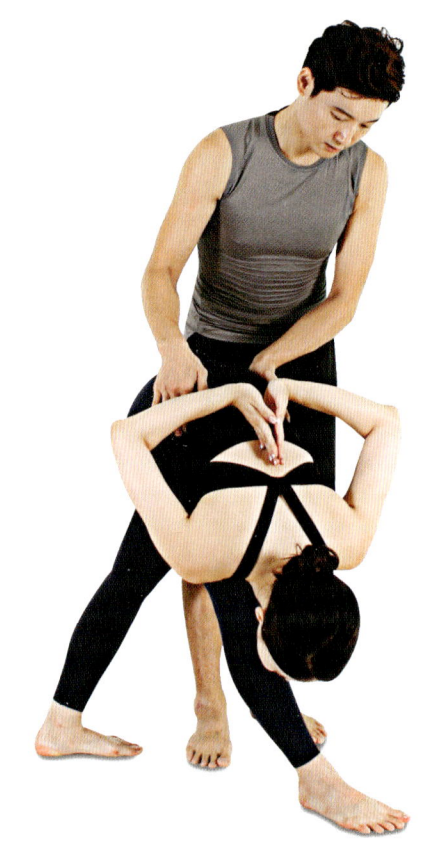

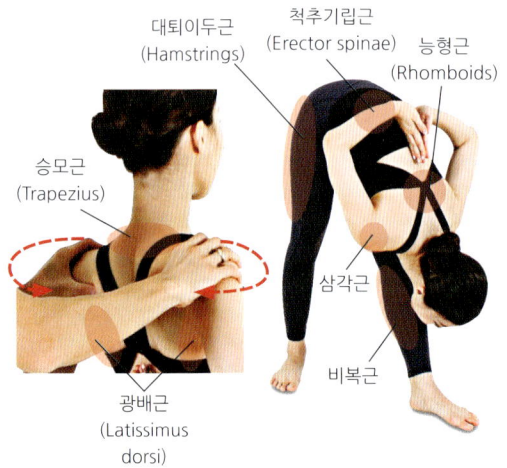

준비 수련자의 어깨가 앞으로 굽은 경우 교정자는 뒤에서 어깨를 잡고 가슴과 어깨를 펴줍니다. 이때 엄지손가락으로 견갑골 주변을 눌러주며 네 손가락으로 어깨를 당깁니다.

주의 두 손을 뒤로 모아 손목의 통증이 생기지 않도록 주의하며 손목이 다치지 않도록 손의 위치를 단계별로 교정합니다. ('아쉬탕가 요가 오브 마인드' 참고)

자극 승모근, 삼각근, 능형근, 광배근, 척추기립근, 골반의 중둔근, 하체의 대퇴이두근, 대퇴사두근, 비복근 등 특히 전체적으로 하체의 자극이 생깁니다.

1. 수련자가 상체를 앞으로 숙일 때 왼쪽 사진처럼 골반이 좌, 우로 틀어졌다면 골반을 교정합니다.

뒤로 뻗은 다리 쪽 골반은 앞으로 밀어내고 앞으로 뻗은 다리 쪽 골반은 뒤로 당겨 골반을 수평 하게 교정합니다.

2. 골반을 수평 하게 유지하며 상체를 숙일 수 있지만 척추가 측면으로 휘어졌다면 골반과 척추를 동시에 교정합니다.

1) 교정자의 골반 측면으로 수련자의 측면 골반을 지지합니다.

2) 수련자의 골반이 지지되었다면 손으로 골반을 뒤로 당기며 골반을 수평 하게 교정합니다.

3) (골반을 수평 하게 교정한 후에) 어깨를 잡고 교정자쪽으로 당기며 상체를 반듯하게 앞으로 숙여 턱이 다리에 닿을 수 있도록 교정합니다.

08 웃티타 하스타 파단구스타사나

균형을 유지하기 위해 바닥을 지지하는 다리에 독립적인 힘이 생길 수 있도록 교정하는 것이 중요하며 허리와 골반이 이완되도록 교정합니다.

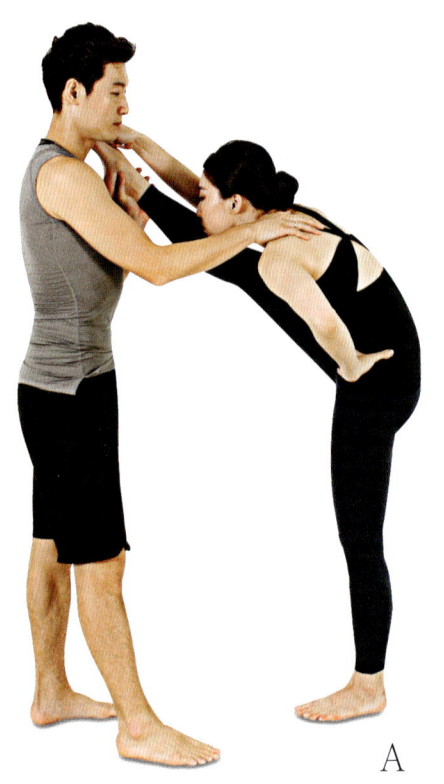

A

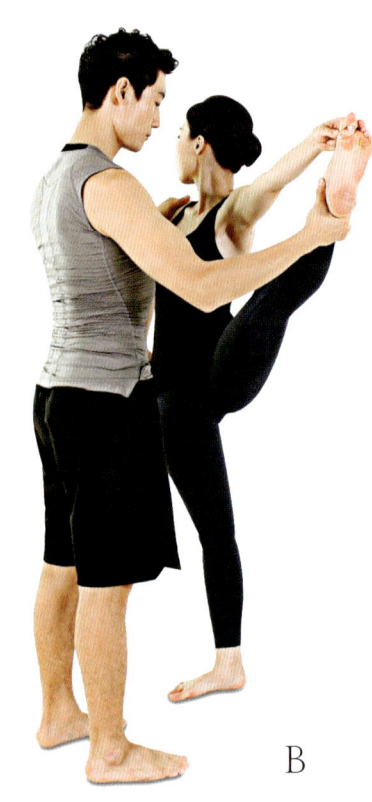

B

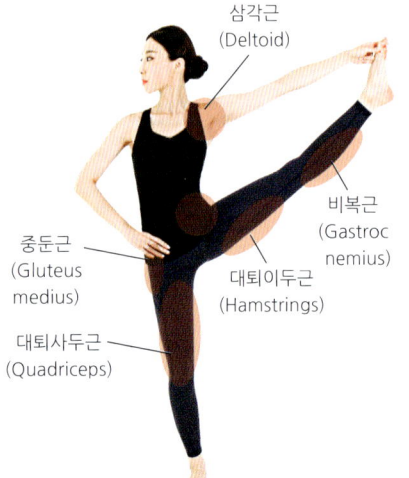

주의 균형을 무너뜨릴 정도로 과하게 다리를 들어 올린다거나 골반이 불편하도록 다리를 옆으로 밀어내지 않도록 주의합니다. A 자세의 교정이 이루어졌다면 B 자세와 C 자세의 교정 과정도 함께 이어서 교정합니다.

자극 삼각근, 허리와 골반의 요방형근, 대요근, 이상근, 중둔근, 대둔근 하체의 대퇴이두근, 대퇴사두근, 비복근의 자극이 생기며 특히 골반과 지지하는 다리의 자극이 크게 느껴집니다.

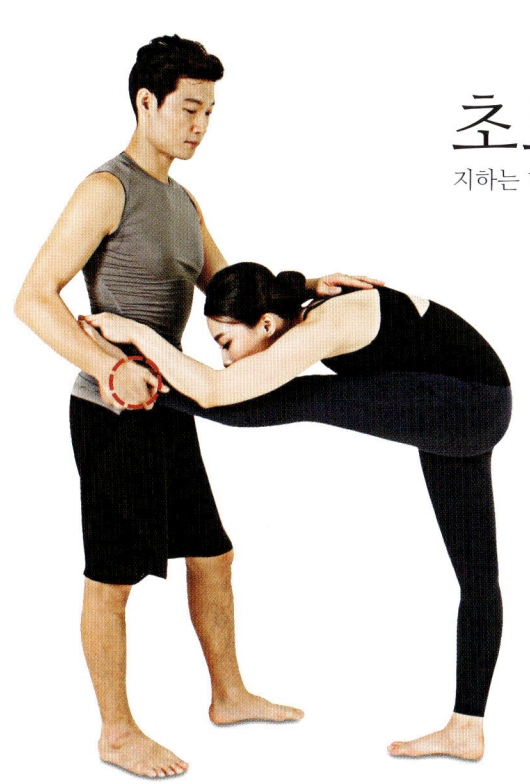

초보 다리를 다 펼 수 없거나 자세의 균형을 유지하기 어려운 경우, 바닥을 지지하는 다리의 힘을 기를 수 있도록 교정합니다.

수련자의 다리를 교정자의 골반 측면 정도의 높이로 들어 올려 교정합니다.

A 두 다리를 모두 펼 수 있지만 상체를 앞으로 숙여 자세를 유지하는 것이 어려운 경우 교정합니다.

수련자의 다리를 교정자의 어깨 높이 정도로 올리며 수련자의 턱이 발목과 무릎 사이 정강이 부위에 닿을 수 있도록 상체를 숙이게 합니다.

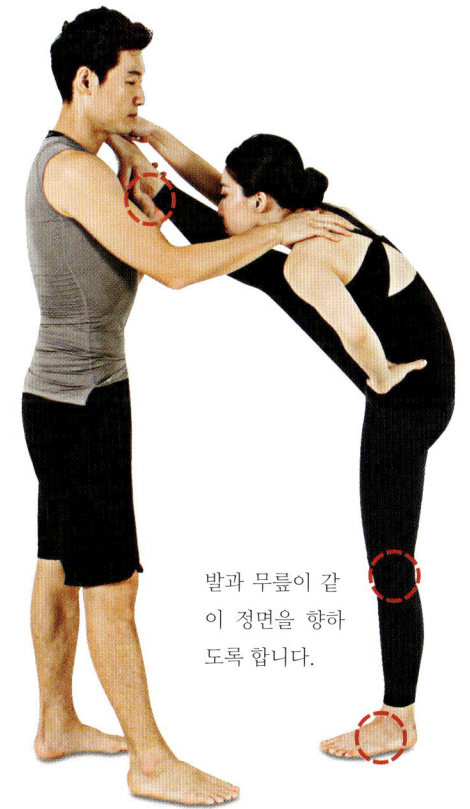

발과 무릎이 같이 정면을 향하도록 합니다.

51

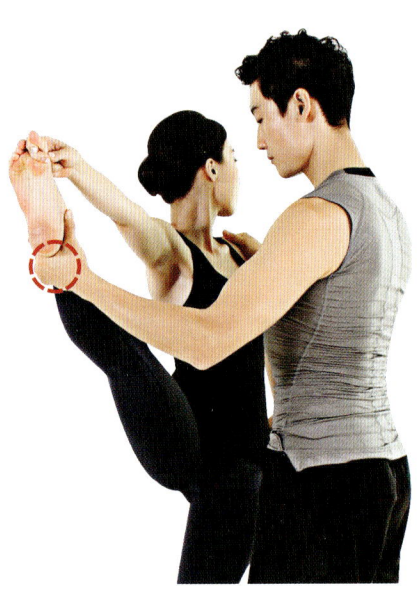

B 수련자의 다리를 옆으로 들어 올릴 때 어깨가 안으로 굽어지지 않도록 어깨를 열도록 합니다.

발의 높이는 수련자의 어깨 높이 정도면 좋습니다. 수련자의 발을 엄지 손으로 밀어내어 골반을 열어주도록 하며 발끝을 밀어내듯이 자세를 유지하면 골반과 다리의 이완에 좋습니다.

엉덩이가 뒤로 빠질 경우 교정자쪽으로 팔꿈치로 당기며 교정합니다. (엉덩이와 같은 민감한 부위는 가급적 손을 사용하지 않고 교정하려고 노력해야 합니다.)

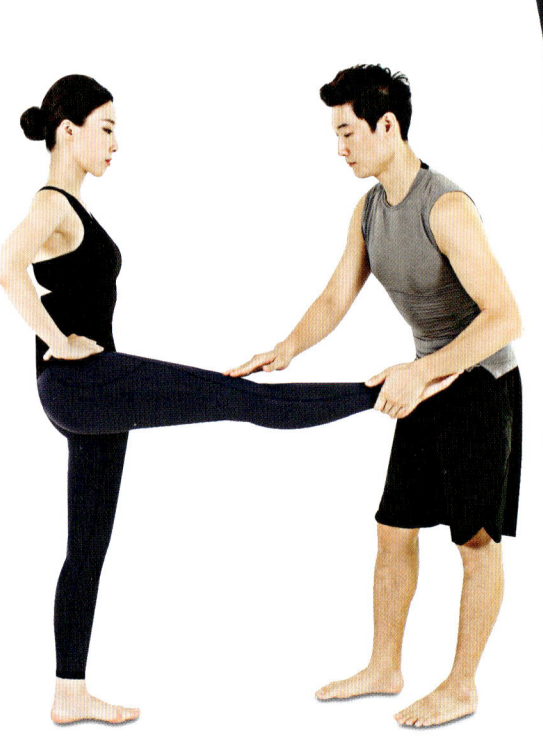

C 다리를 높이 들지 못하더라도 무릎을 펴고 발을 앞으로 펼 수 있도록 교정합니다. 골반 높이 정도면 좋으며 손을 급하게 떼어내면 수련자의 균형이 무너지므로 천천히 손을 떼어냅니다.

09 웃카타사나

하체의 근력이 증가되도록 교정하는 것이 중요합니다.
전환 자세의 교정은 초보자보다는 숙련자를 위한 교정입니다.

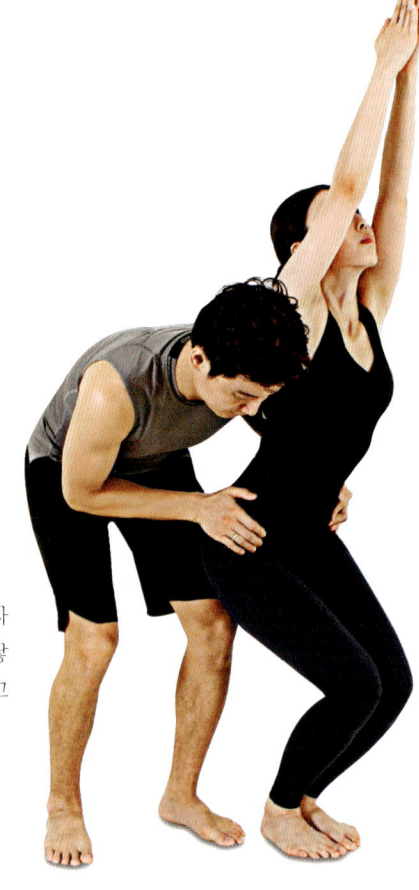

1) 교정자는 무릎을 굽혀 수련자의 엉덩이가 교정자의 무릎에 닿을 정도로 수련자의 골반을 잡고 뒤로 당깁니다.

2) 교정자의 어깨로 수련자를 앞으로 밀어내어 상체를 앞으로 향하도록 하여 허리에 무리가 가지 않도록 교정합니다.

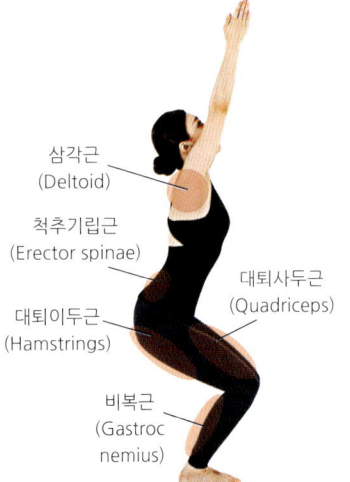

삼각근 (Deltoid)
척추기립근 (Erector spinae)
대퇴이두근 (Hamstrings)
대퇴사두근 (Quadriceps)
비복근 (Gastrocnemius)

주의 하체의 근력이 부족한 수련자를 무릎과 허리의 통증이 생길 정도로 아래로 끌어내리지 않도록 하며 어깨가 굳은 수련자의 팔을 귀까지 당기지 않도록 주의합니다.

전환 자세의 교정 시 근력이 부족하거나 손목이나 어깨의 통증이 있는 수련자는 교정하지 않도록 합니다.

자극 삼각근, 척추기립근, 중둔근, 하체의 대퇴이두근, 비복근 등에 자극이 생기며 특히 대퇴사두근의 자극이 크게 느껴집니다.

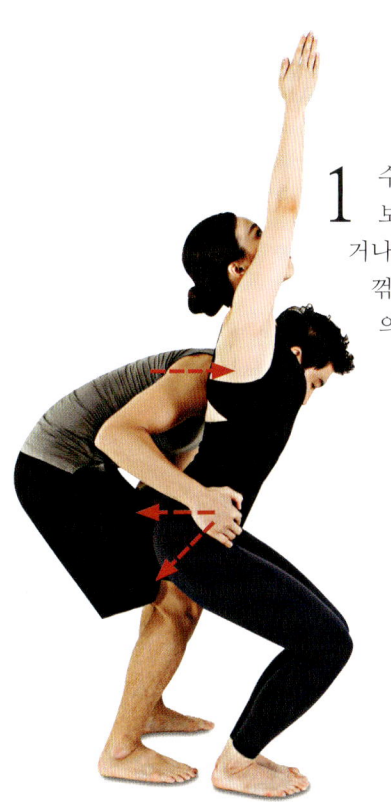

1 수련자의 무릎이 발보다 앞으로 나와있거나 허리가 뒤로 너무 꺾여 있는 경우 하체의 근력을 증가시키고 허리 통증이 생기지 않도록 교정합니다.

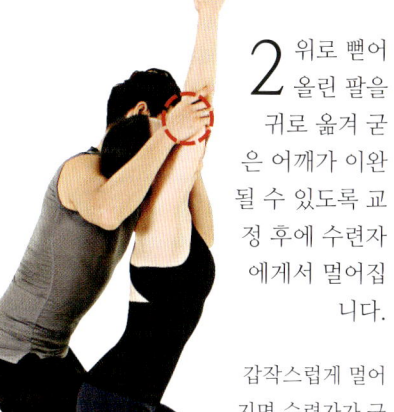

2 위로 뻗어 올린 팔을 귀로 옮겨 굳은 어깨가 이완될 수 있도록 교정 후에 수련자에게서 멀어집니다.

갑작스럽게 멀어지면 수련자가 균형을 잃을 수 있으므로 천천히 벗어납니다.

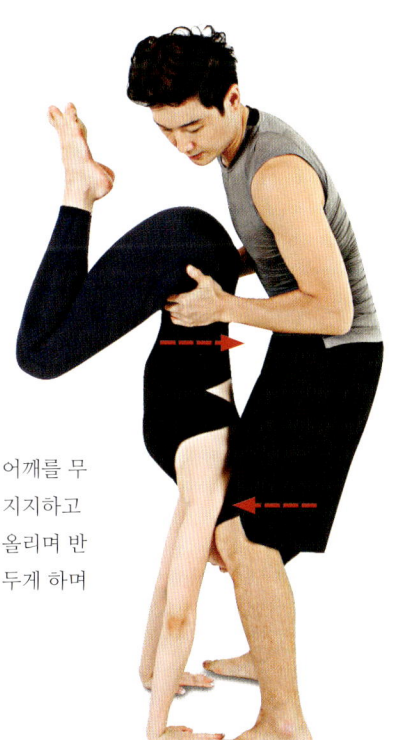

전환자세

가볍게 뒤로 점프하여 자세를 전환하여도 되지만 강한 어깨와 반다의 수련을 원한다면 교정합니다.

수련자의 양 어깨를 무릎 안쪽으로 지지하고 골반을 들어 올리며 반다에 의식을 두게 하며 교정합니다.

10 비라바드라아사나 -A, B

A 자세와 B 자세 모두 교정 시 하체의 근력 강화를 목적으로 하며 골반의 이완과 허리에 통증이 생기지 않도록 교정하는 것이 중요합니다.

A 앞으로 굽힌 다리의 허벅지가 바닥과 수평 한지 확인하고 수련자를 정면에서 보았을 때 골반의 위치가 좌, 우로 수평 한지 또는 앞, 뒤로 기울어졌는지 확인한 후에 교정합니다.

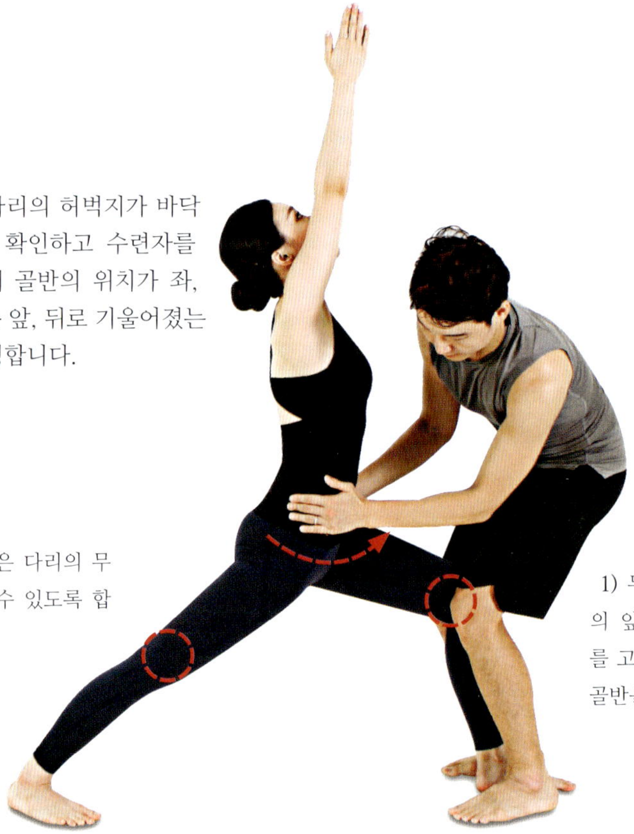

2) 뒤로 뻗은 다리의 무릎이 펴질 수 있도록 합니다.

1) 두 다리로 수련자의 앞으로 굽힌 다리를 고정하고 양손으로 골반을 교정합니다.

주의 하체의 근력이 부족한 수련자의 하체를 너무 밑으로 끌어내려 주저앉지 않도록 하며 수련자의 허리가 뒤로 꺾여서 불편함을 느끼지 않도록 주의합니다.

자극 삼각근과 광배근, 허리와 골반의 장요근과 중둔근, 대둔근, 복직근 특히 하체의 대퇴사두근, 대퇴이두근, 내전근, 비복근 등 전체적으로 근력을 증가시키기 위한 자극이 생깁니다.

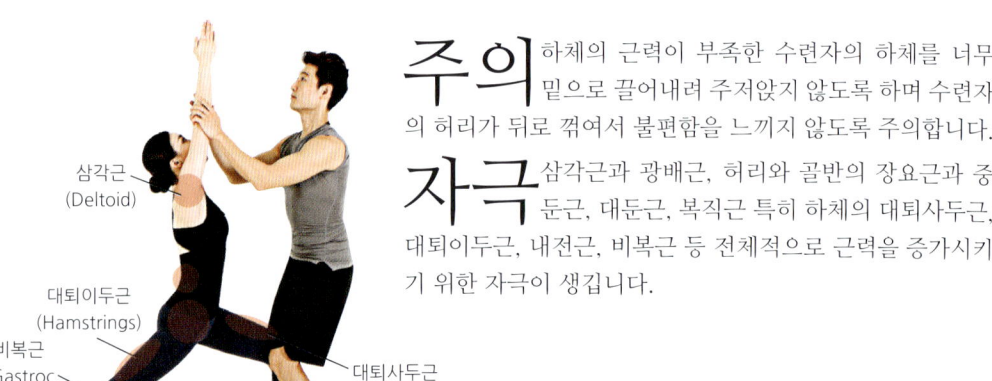

삼각근 (Deltoid)
대퇴이두근 (Hamstrings)
비복근 (Gastrocnemius)
대퇴사두근 (Quadriceps)

ASHTANGA YOGA ADJUSTMENTS

준비 펼친 양 팔을 어깨 높이 정도로 두고 어깨가 움츠러들지 않도록 하며 가슴을 들어 올린다는 느낌과 함께 어깨를 낮추도록 교정합니다.

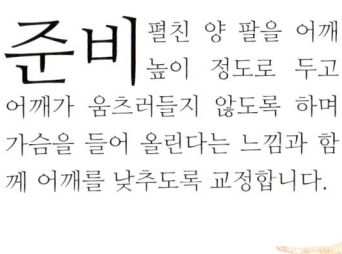

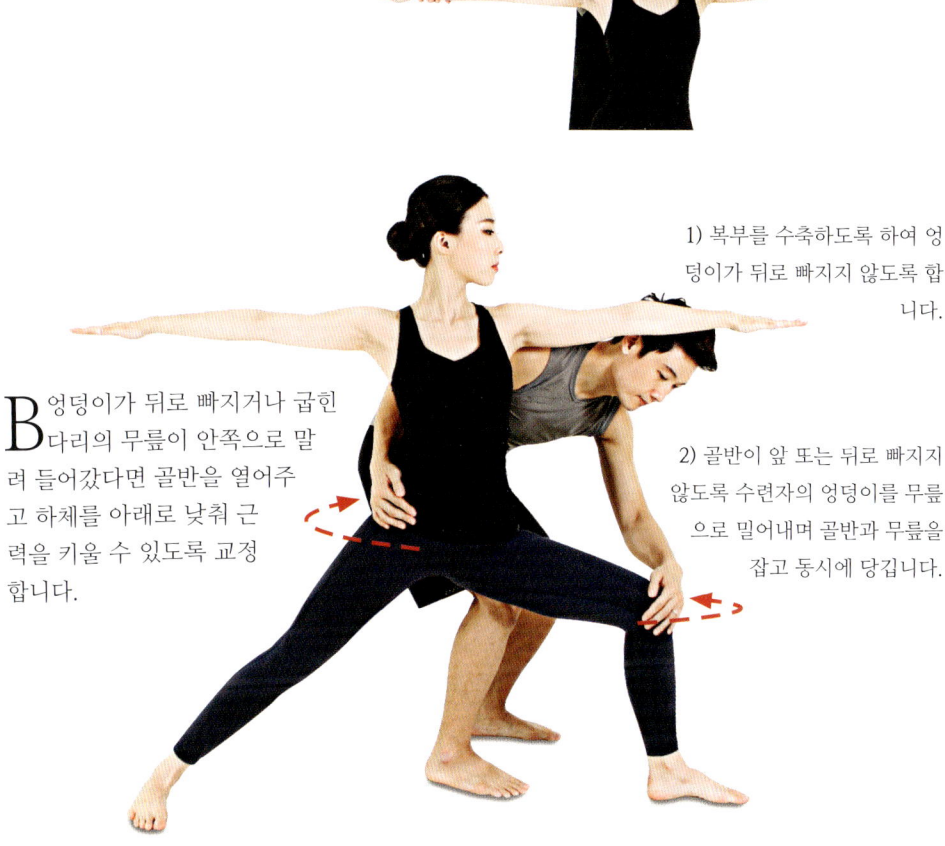

1) 복부를 수축하도록 하여 엉덩이가 뒤로 빠지지 않도록 합니다.

B 엉덩이가 뒤로 빠지거나 굽힌 다리의 무릎이 안쪽으로 말려 들어갔다면 골반을 열어주고 하체를 아래로 낮춰 근력을 키울 수 있도록 교정합니다.

2) 골반이 앞 또는 뒤로 빠지지 않도록 수련자의 엉덩이를 무릎으로 밀어내며 골반과 무릎을 잡고 동시에 당깁니다.

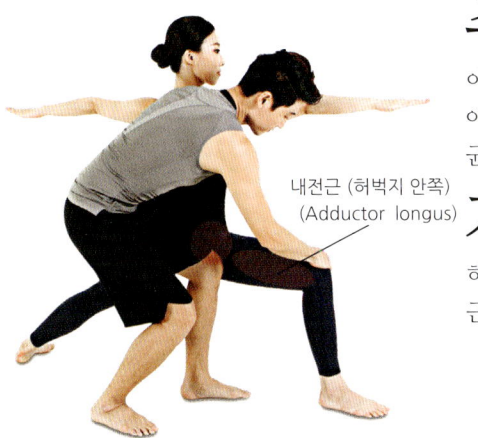

내전근 (허벅지 안쪽)
(Adductor longus)

주의 어깨가 굳은 수련자는 양팔을 어깨까지 올리지 않도록 하며 수련자의 엉덩이가 뒤로 빠지지 않게 주의합니다. 교정 시 골반을 아프게 당기지 않도록 힘 조절이 필요하며 수련자의 균형을 넘어뜨리지 않도록 주의해야 합니다.

자극 A 자세와 자극의 부위는 비슷합니다. 하지만 골반과 고관절 주변의 인대 및 허벅지 안쪽 내전근의 이완이 크게 느껴지고 하체의 근력을 느낄 수 있는 자세입니다.

CHAPTER 3
THE SEATED SEQUENCE

01 단다아사나 (연결자세)

척추가 뒤로 굽지 않도록 교정하는 것이 중요하며 어깨를 이완할 수 있도록 교정합니다. 1~2단계의 순서대로 교정하는 것을 권합니다.

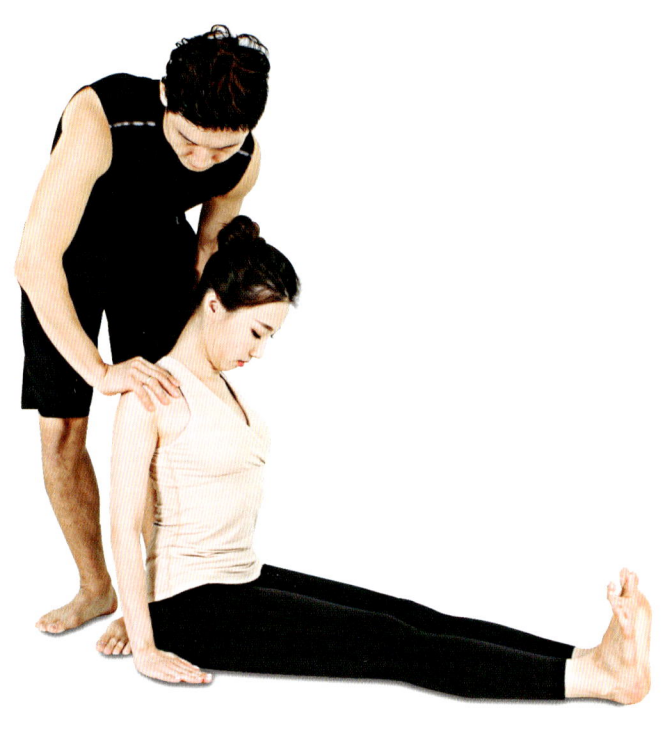

주의
2단계에서 수련자의 어깨를 누를 때 체중을 실어서 강하게 누르게 되면 어깨에 멍이 생길 수 있으므로 교정 시 힘 조절에 주의합니다.

자극
승모근, 삼각근, 척추신근과 하체의 대퇴이두근, 비복근의 자극이 생깁니다. 특히 굽은 어깨에 자극이 크게 느껴집니다.

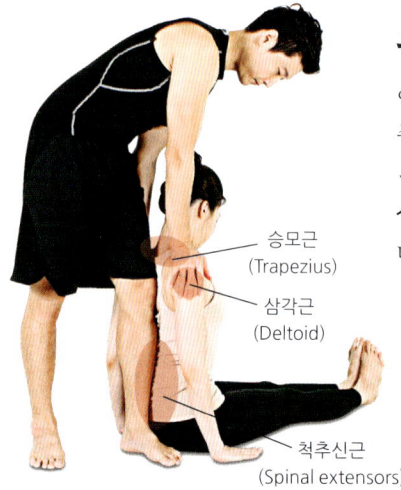

승모근 (Trapezius)
삼각근 (Deltoid)
척추신근 (Spinal extensors)

1 등과 허리가 뒤로 굽어 있거나 어깨가 앞으로 말려 있으면 가슴이 펴질 수 있도록 교정합니다.

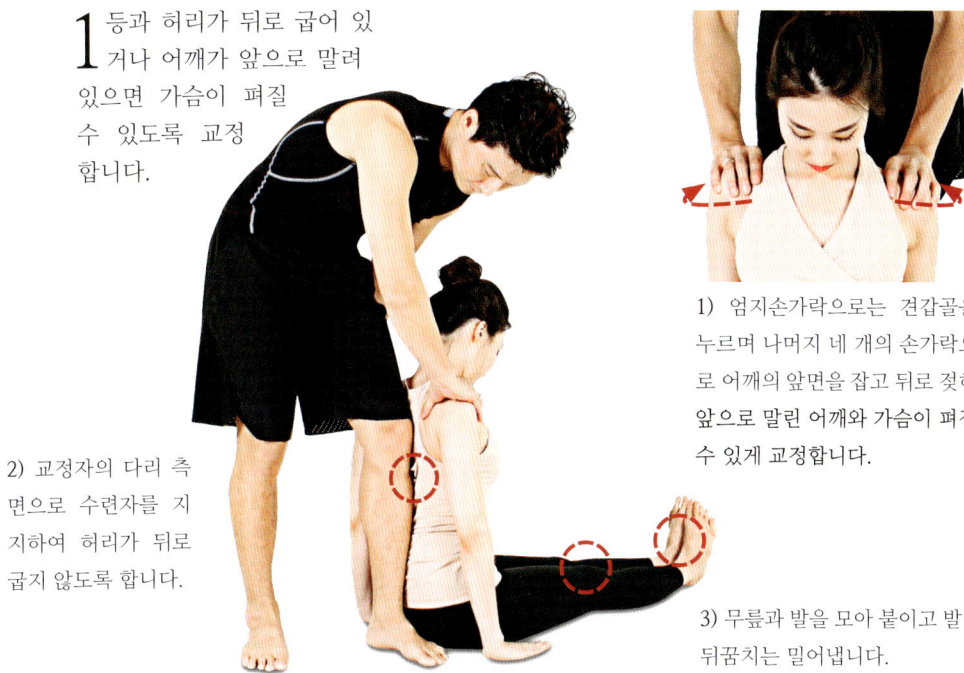

1) 엄지손가락으로는 견갑골을 누르며 나머지 네 개의 손가락으로 어깨의 앞면을 잡고 뒤로 젖혀 앞으로 말린 어깨와 가슴이 펴질 수 있게 교정합니다.

2) 교정자의 다리 측면으로 수련자를 지지하여 허리가 뒤로 굽지 않도록 합니다.

3) 무릎과 발을 모아 붙이고 발뒤꿈치는 밀어냅니다.

2 수련자의 어깨가 위로 솟아 있거나 손으로 바닥을 누를 수 없다면 가슴과 어깨를 이완할 수 있도록 교정합니다.

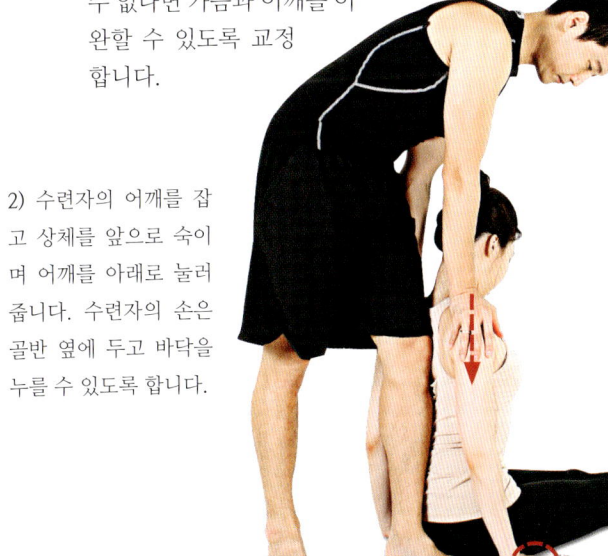

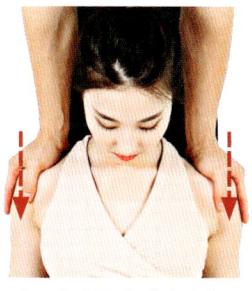

1) 1단계를 유지하면서 교정자의 손의 위치를 옮겨 위로 솟은 어깨를 위에서 아래로 누르며 교정합니다.

2) 수련자의 어깨를 잡고 상체를 앞으로 숙이며 어깨를 아래로 눌러 줍니다. 수련자의 손은 골반 옆에 두고 바닥을 누를 수 있도록 합니다.

61

02 파치마타나아사나

상체와 하체를 모두 이완시키는 전굴 자세로 초보 수련자의 교정 과정부터 상황에 따라 단계별로 교정을 진행하는 것이 중요합니다.

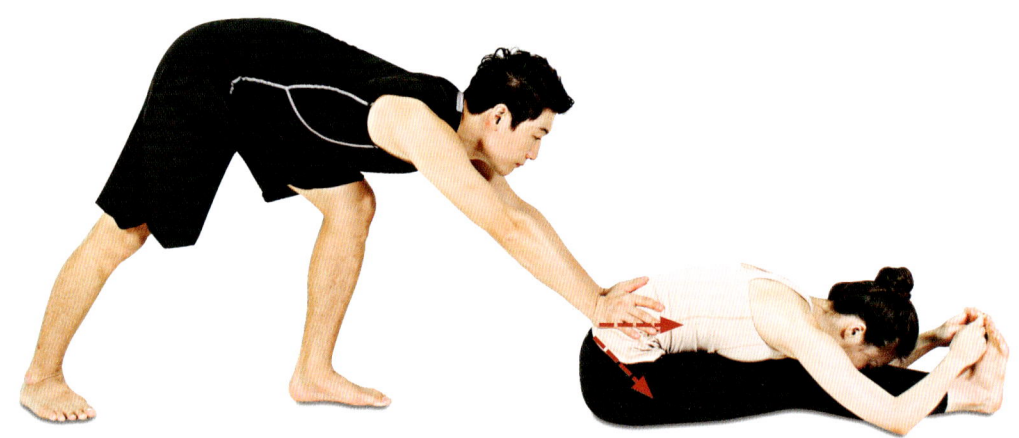

다리를 편 상태에서 상체를 숙일 수 있는지 확인한 후 교정합니다.
척추와 하체의 전체적인 이완을 위해 요추 부분을 앞으로 밀듯이 눌러 교정합니다.

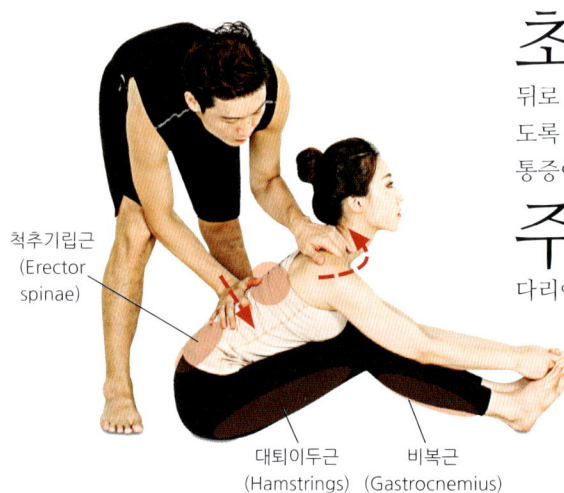

척추기립근 (Erector spinae)
대퇴이두근 (Hamstrings)
비복근 (Gastrocnemius)

초보 우선 척추를 이완할 수 있도록 교정합니다. 수련자의 두 무릎을 접게 하고 어깨를 잡고 뒤로 당기며 손으로 흉추 부분을 눌러 굽은 등이 이완되도록 교정합니다. 무릎을 접은 다리는 숨을 내쉴 때마다 통증이 없을 정도로 조금씩 앞으로 펼 수 있도록 합니다.

주의 수련자 스스로 무리하게 다리를 펴지 않도록 하며 교정 시 상체를 강하게 눌러 허리와 다리에 통증이 생기지 않도록 주의합니다.

자극 척추기립근, 대둔근, 하체의 대퇴이두근, 비복근에 자극이 생깁니다.
초보 자세의 교정 시 흉추의 이완과 요추에 자극을 크게 느낍니다.

03 프르바타나아사나

골반과 허리의 부드러움과 두 다리에 근력이 생기도록 교정하는 것이 중요하며 가슴과 어깨의 이완을 위해 교정하는 것 또한 중요합니다.

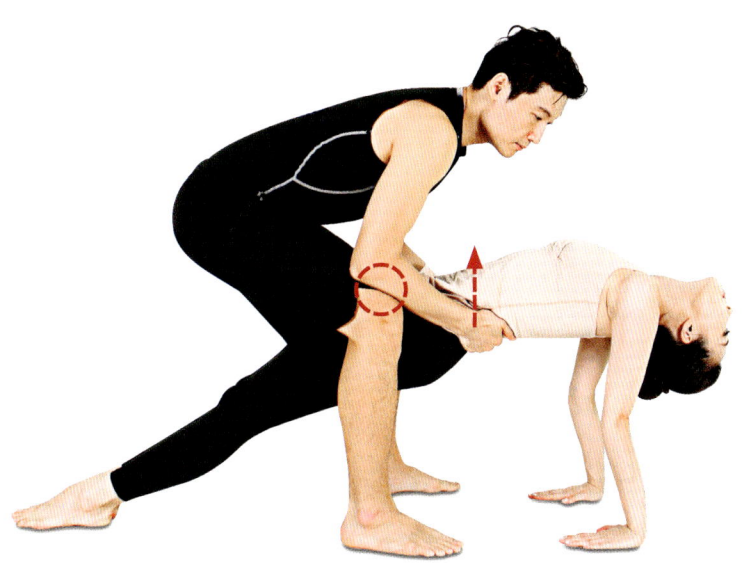

두 다리를 펴고 자세를 유지할 수 있는지 확인한 후 교정합니다.
교정자는 수련자의 허리를 손으로 받쳐 밑에서 위로 들어 올리고 자신의 양 무릎 위에 팔꿈치를 올려서 견고하게 지지하도록 합니다. 수련자의 골반과 가슴을 좀 더 들어 올리게 하여 복부와 엉덩이를 수축할 수 있도록 교정합니다.

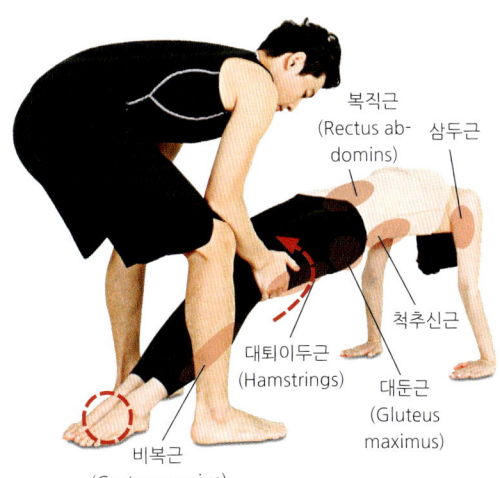

복직근 (Rectus abdomins)
삼두근
척추신근
대퇴이두근 (Hamstrings)
대둔근 (Gluteus maximus)
비복근 (Gastrocnemius)

초보 복부를 수축시키고 엉덩이를 들 수 있도록 수련자의 두 발과 무릎을 모아주며 들어 올려 교정합니다.

주의 손목과 어깨에 통증이 있는 수련자는 자세를 오래 유지하지 않도록 합니다. 교정 시 수련자를 강하게 들어 올리면 오히려 수련을 방해할 수 있으므로 주의합니다.

자극 삼두근, 복직근, 척추신근 및 골반의 대둔근에 자극이 생깁니다. 초보 수련자는 교정 시 양 어깨와 비복근 및 대퇴이두근에 자극을 크게 느끼게 됩니다.

04 아르다 밧다 파드마 파치마타나아사나

교정 전 준비 사항들을 통해 수련자의 상태를 확인하며 교정 시 상체의 회전으로 어깨에 통증이 생기지 않도록 교정의 순서와 단계를 설명합니다.

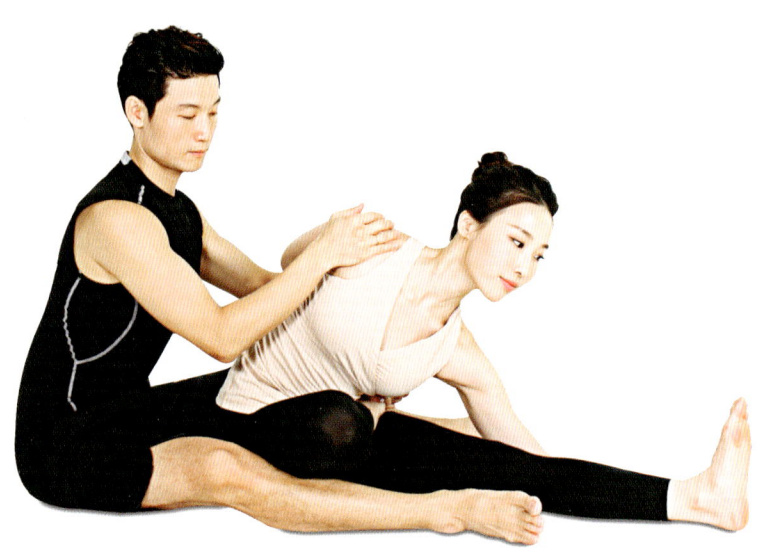

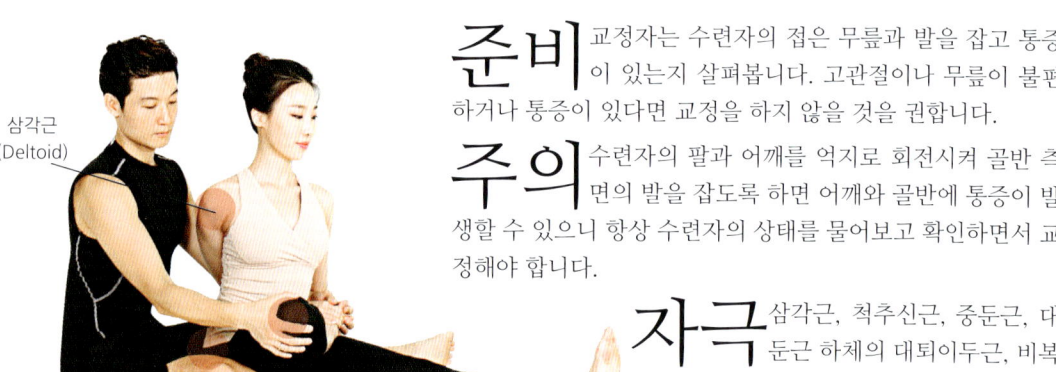

삼각근
(Deltoid)

준비 교정자는 수련자의 접은 무릎과 발을 잡고 통증이 있는지 살펴봅니다. 고관절이나 무릎이 불편하거나 통증이 있다면 교정을 하지 않을 것을 권합니다.

주의 수련자의 팔과 어깨를 억지로 회전시켜 골반 측면의 발을 잡도록 하면 어깨와 골반에 통증이 발생할 수 있으니 항상 수련자의 상태를 물어보고 확인하면서 교정해야 합니다.

자극 삼각근, 척추신근, 중둔근, 대둔근 하체의 대퇴이두근, 비복근의 자극이 생깁니다. 특히 회전하는 어깨의 삼각근과 견갑골 주변 능형근에 자극이 크게 느낍니다.

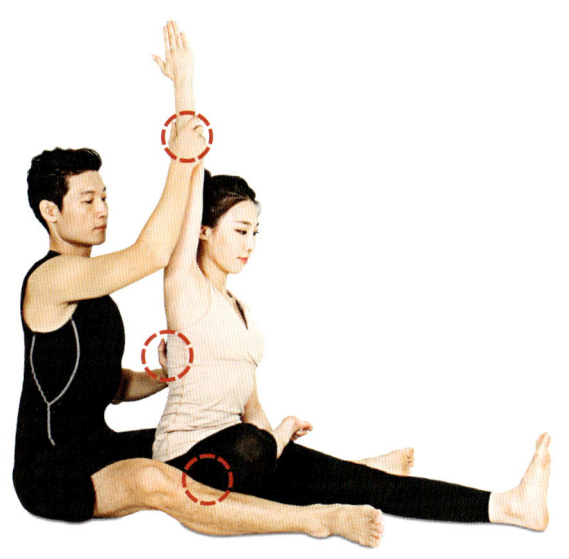

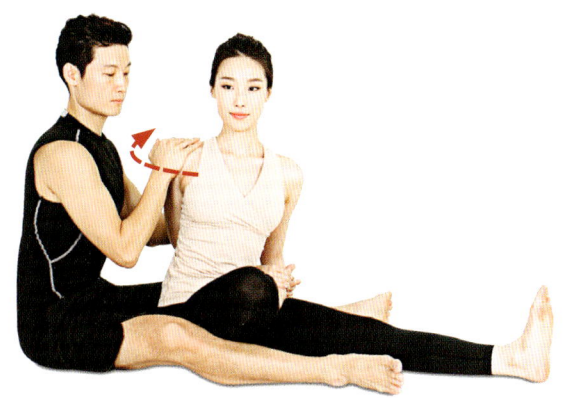

1 교정자의 다리를 수련자의 접은 다리 아래에 둡니다. 수련자의 팔을 잡고 위로 뻗으며 등을 펴주고 뻗은 팔을 귀를 스치듯이 크게 회전시켜 등 뒤로 향하게 합니다.

2 수련자의 어깨를 잡고 상체를 돌려 뒤로 뻗은 팔이 접은 다리의 발등을 향하게 합니다.

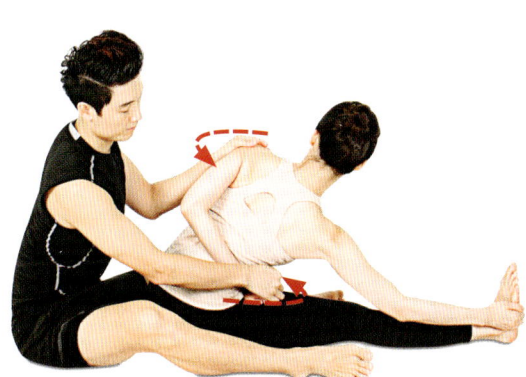

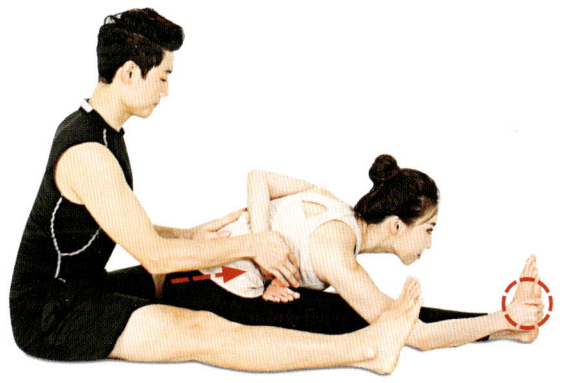

3 수련자의 손이 등 뒤에서 발을 잡을 수 있게 교정자는 어깨를 잡고 상체를 돌리고 수련자의 팔을 길게 뻗어 발을 잡게 합니다. 허리를 밀어서 상체를 숙일 수 있도록 합니다.

4 수련자는 등 뒤의 손으로 접은 다리의 발을 잡고 다른 손으로 앞으로 뻗은 다리의 발 측면을 잡습니다. 허리를 밀어 상체를 숙일 수 있도록 하며 가능하다면 어깨를 수평 하게 하여 턱이 정강이에 닿도록 상체를 내려놓습니다.

05 트리앙 무카 에카파다 파치마타나아사나

골반의 좌, 우 균형을 맞추도록 하며 굽은 흉추와 요추가 반듯하게 되도록 교정하는 것이 중요합니다.

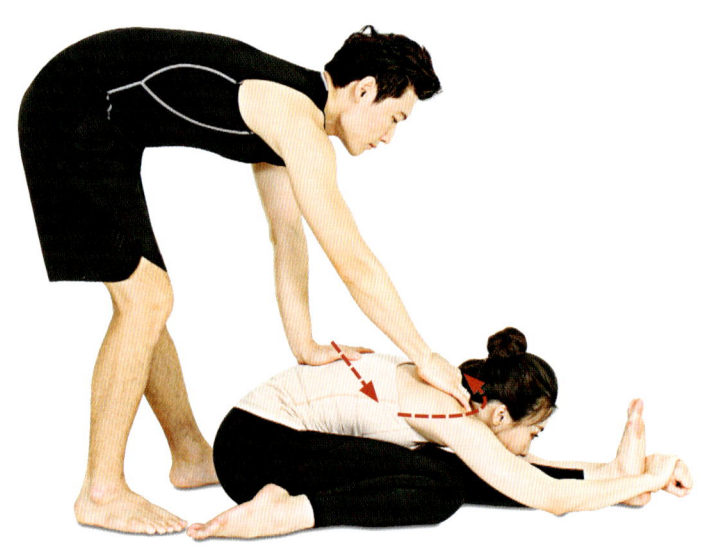

접은 다리의 발등을 뒤로 펼 수 있고 양 무릎도 모을 수 있으며 다리를 펴고 상체를 숙일 수 있는 상태에서 교정합니다.
수련자의 어깨를 잡고 상체를 당기며 흉추 부분을 손으로 밀어내어 굽은 흉추와 접은 다리의 골반이 이완되도록 교정합니다.

초보 상체를 숙일 때 목과 어깨가 움츠러들거나 등이 굽어지지 않게 하는 것이 중요하므로 수련자의 어깨를 잡고 뒤로 당기며 손으로 흉추 부분을 눌러 굽은 등이 이완되도록 교정합니다. 굳은 발목이나 무릎으로 인해 다리를 뒤로 접어 무릎을 모을 수 없다면 발목을 뒤로 펴지 않고 무릎은 통증이 없는 정도의 간격만큼만 옆으로 열어줍니다.

주의 상체를 교정할 때 골반과 다리를 접은 무릎과 발목에 통증이 생길 수 있으므로 상체를 강하게 누르지 않도록 주의합니다.

자극 척추신근, 대둔근, 대퇴이두근, 비복근에 자극이 생깁니다. 특히 무릎을 굽힌 다리 쪽 골반의 자극이 크며 초보 자세에서 굽은 흉추와 요추에 자극을 크게 느낍니다.

척추신근
(Spinal extensors)

06 자누 시르샤아사나

접은 다리의 골반과 허리를 이완하며 골반을 수평 하게 교정하는 것이 중요합니다.

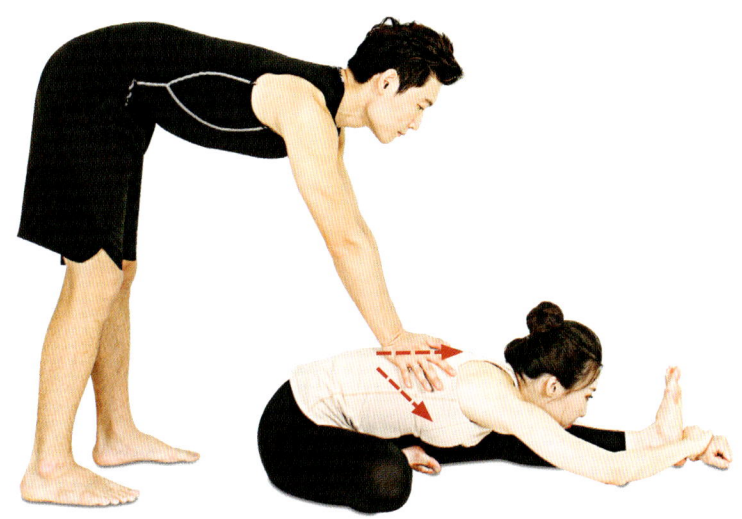

다리를 편 상태에서 상체를 숙일 수 있다면 교정합니다. 흉추 부분을 앞으로 밀듯이 눌러 허리와 골반 측면의 이완을 돕도록 합니다.

초보 다리의 이완도 중요하지만 굽은 등과 앞으로 말린 어깨를 펴는 것을 중점으로 교정하는 방법을 설명합니다. 수련자는 다리를 조금 접고 턱을 앞으로 밀어내며 상체를 살짝 숙이고 교정자는 수련자의 어깨를 잡고 당기면서 흉추 부분을 눌러 굽은 등이 펴지게 합니다. 무릎을 접은 다리는 숨을 내쉴 때마다 통증이 없을 정도로 조금씩 앞으로 펼 수 있도록 합니다.

자극 척추신근, 광배근 접은 다리 쪽 골반의 중둔근 하체의 대퇴이두근, 비복근에 자극이 생깁니다. 초보 자세에서는 굽은 흉추와 요추에 자극을 크게 느낍니다.

척추신근 (Spinal extensors)
대퇴이두근 (Hamstrings)

07 마리챠아사나 -A

어깨가 굳은 수련자는 팔로 무릎을 감싸도록 도와주며 굽은 어깨와 등을 펼 수 있도록 하는 교정의 순서와 단계를 설명합니다.

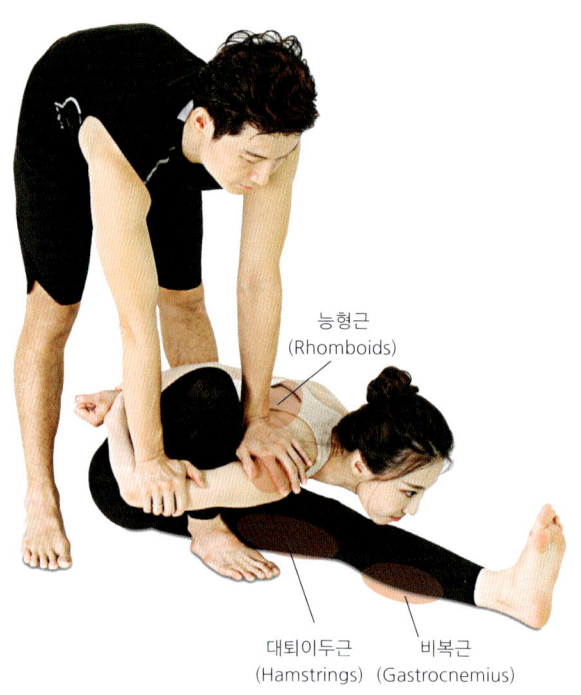

능형근 (Rhomboids)
대퇴이두근 (Hamstrings)
비복근 (Gastrocnemius)

초보 어깨가 굳은 사람들이 많기 때문에 팔로 무릎을 감싸 안을 수 있도록 교정하며, 양손을 서로 잡도록 교정하는 것을 권합니다.

자극 능형근, 척추신근, 골반 중둔근, 대둔근, 하체의 대퇴이두근, 비복근에 자극이 생깁니다. 특히 무릎을 감은 팔의 어깨와 굽은 흉추에 자극이 크게 느껴집니다.

주의 1단계 교정 시 무릎을 감은 팔을 누를 때 어깨에 통증이 생기지 않도록 하며 2단계와 3단계 교정 시 흉추에 통증이 생길 정도로 강하게 누르지 않도록 주의합니다.

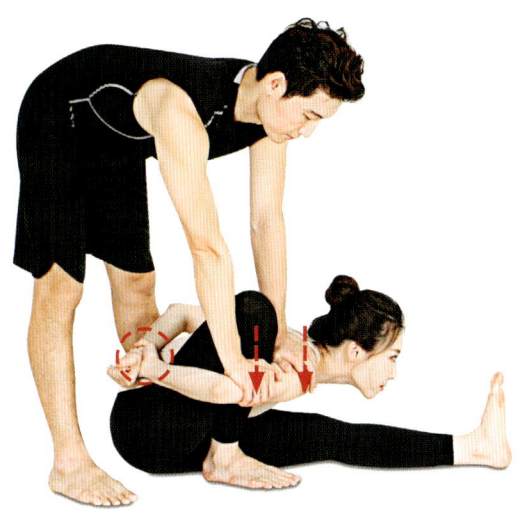

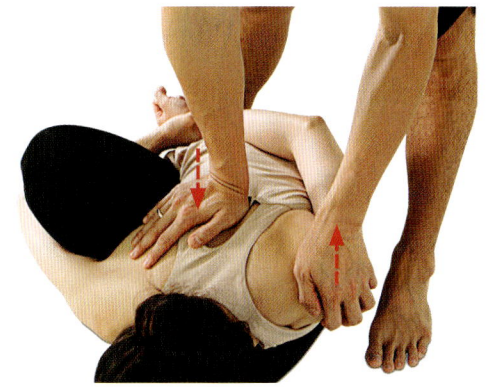

1 팔로 무릎을 감싼 상태에서 양손을 잡을 수 있다면, 무릎을 감은 쪽 손으로 반대쪽 손목을 잡게 하며 팔과 어깨와 상체가 이완될 수 있게 상체를 눌러 숙이도록 합니다.

2 팔로 무릎을 감은 상태에서 상체를 숙였을 때 흉추 부분이 굽었거나 어깨가 앞으로 굽은 경우 교정합니다.

어깨는 당겨서 펴주며 흉추 부분은 손바닥으로 눌러서 펴지도록 교정합니다.

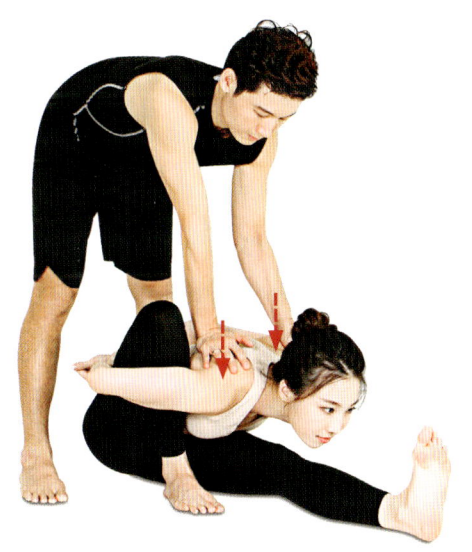

3 마지막으로 등과 어깨와 가슴이 펴진 상태에서 전체적으로 교정하는 과정입니다.

손으로 견갑골 부위를 눌러 상체와 하체가 깊이 이완될 수 있게 하며 가능하다면 어깨를 수평 하게 하고 턱이 정강이에 닿을 수 있도록 상체를 내려줍니다.

08 마리챠아사나 -C

교정 시 상체의 회전으로 어깨의 통증이 생길 수 있으니 항상 수련자의 상태를 확인하며 교정하는 것이 중요합니다.

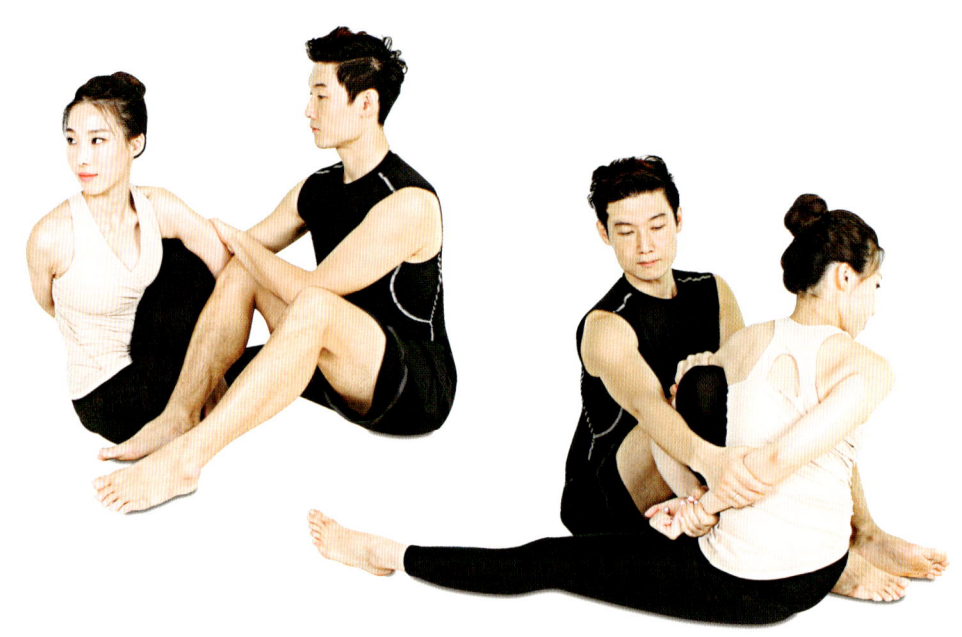

초보 1~3단계까지 진행하지만 팔로 무릎을 감지 못할 경우 팔보다는 상체를 비트는 것에 초점을 맞추어 교정하는 것을 권합니다. 교정자의 다리를 수련자의 뻗은 다리 위에 올려놓고 수련자의 발을 다리와 수평 하게 두고 수직으로 세우게 합니다.

주의 교정 시 수련자가 골반이나 무릎에 통증을 느낀다면 즉시 교정을 멈추도록 하며 상체를 회전시킬 때 어깨를 다칠 수 있으므로 주의합니다.

자극 양 어깨의 삼각근과 견갑골 주변 능형근, 척추기립근, 골반 쪽 이상근에 자극이 생깁니다.

능형근 (Rhomboids) 척추기립근 (Erector spinae)

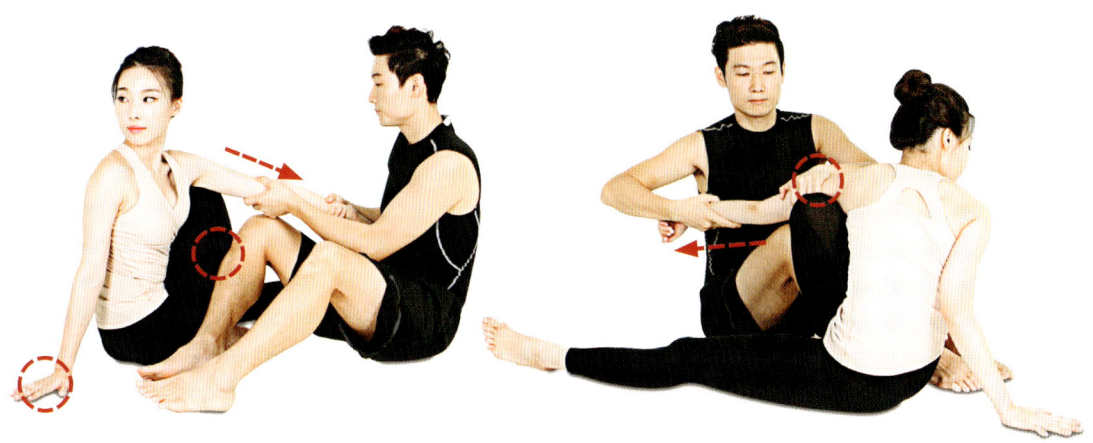

1 교정자는 수련자가 무릎을 접어 세운 쪽 측면에 앉아 자신의 무릎으로 수련자의 다리를 지지하면서 팔을 잡습니다. 잡은 팔을 교정자의 측면으로 당기고 수련자의 다른 팔은 바닥을 짚게 합니다.

2 수련자의 어깨와 팔꿈치의 사이를 잡아 팔 안쪽으로 세운 무릎을 감쌀 수 있도록 합니다. 수련자의 팔을 잡은 손은 동작이 끝날 때까지 놓지 않도록 합니다.

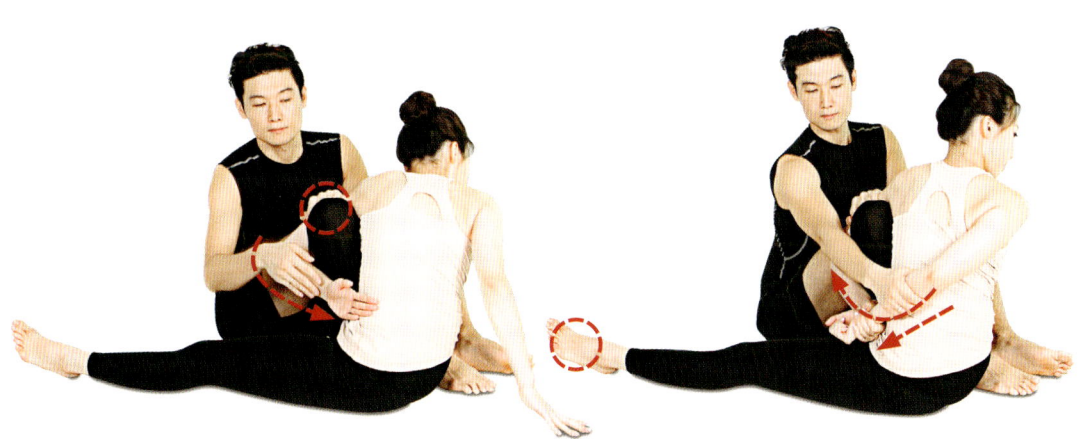

3 수련자의 팔꿈치를 접어 무릎을 감싸게 하고 손이 등 뒤로 가게 합니다. 반대쪽 팔도 등 뒤로 옮겨 두 손을 맞잡을 수 있도록 도와줍니다.

4 두 손을 맞잡을 수 있게 되면 굽은 등과 가슴을 펼 수 있도록 교정합니다. 등과 가슴이 펴지면 무릎을 감은 팔로 반대쪽 손이나 손목을 잡게 합니다. 수련자의 호흡을 유지시키며, 앞으로 뻗은 다리의 발도 수평 하게 뻗고 수직으로 세우게 교정합니다.

09 마리챠아사나 -D

발목과 무릎의 부드러움과 골반의 이완을 필요로 하는 비틀기 자세로 마리챠아사나 C 자세와 중요 사항은 같으며 교정의 순서와 단계를 설명합니다.

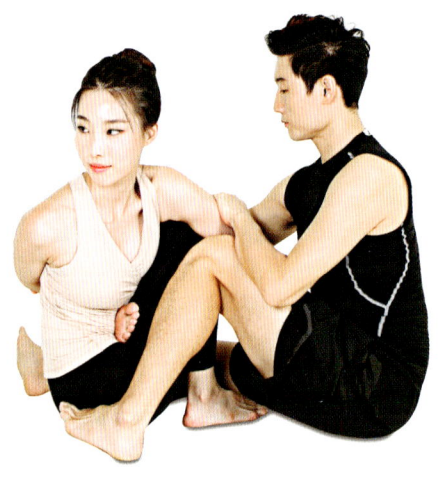 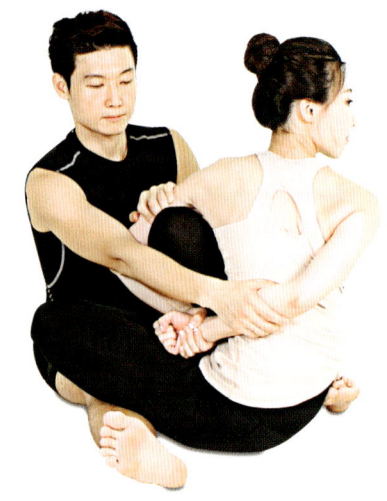

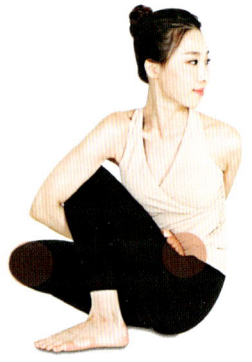

초보 마리챠아사나 C 자세가 어려운 경우에는 접은 다리는 바닥에 두고 팔로 무릎을 감지 않고 상체를 비트는 것에 초점을 맞추어 교정합니다.

주의 상체를 회전시킬 때 허벅지 위에 놓인 발목과 무릎을 다칠 수 있으므로 주의합니다. 교정 시 수련자의 골반이나 무릎에 통증이 발생하는 경우에는 마리챠아사나 C 자세와 마찬가지로 즉시 교정을 멈추도록 합니다.

자극 자극 부위는 마리챠아사나 C 자세와 동일하며 차이점은 골반, 무릎, 발목에 자극이 생깁니다. 초보 수련자인 경우 발목과 무릎에 자극이 강합니다.

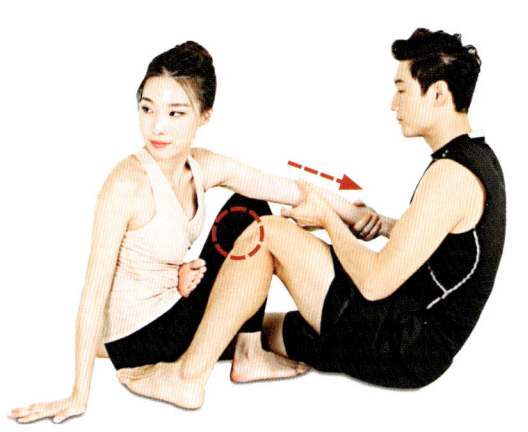
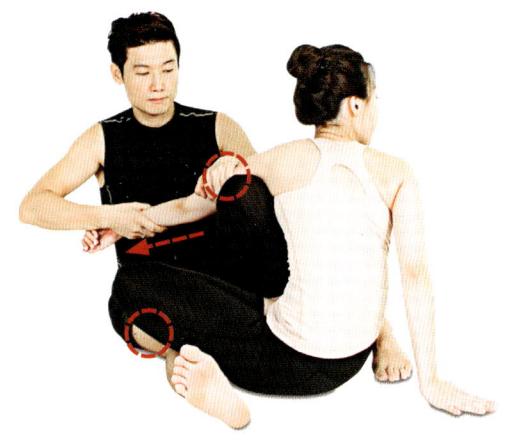

1 교정자는 다리를 뻗어서 수련자의 접은 무릎 아래에 둡니다. 세운 무릎은 교정자의 다리로 지지하며 팔로 무릎을 감쌀 수 있게 교정자의 측면으로 수련자의 팔을 당깁니다.

2 수련자의 어깨와 팔꿈치의 중간 정도의 위치를 잡고 수련자의 팔 안쪽으로 무릎을 감쌀 수 있게 합니다. 팔을 잡은 손은 동작이 끝날 때까지 놓지 않도록 합니다.

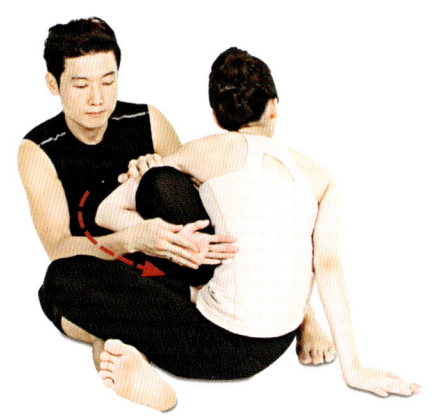
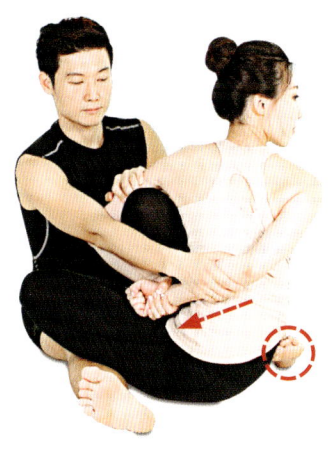

3 수련자의 팔꿈치를 접어 무릎을 감싸게 하고 손이 등 뒤로 가게 합니다. 반대쪽 팔도 등 뒤로 옮겨 두 손을 맞잡을 수 있도록 도와줍니다.

4 교정자의 발로 수련자의 엉덩이 측면을 지지하며 무릎을 감은 손을 맞잡거나 손목을 잡게 합니다. 가슴과 등을 펼 수 있도록 교정하며 호흡을 유지시킵니다.

10 나바사나

수련자가 복부와 요추를 세우는 것에 의식을 둘 수 있도록 하는 것이 중요하며 교정자에게 기대지 않도록 적절히 힘을 조절하는 것이 필요합니다.

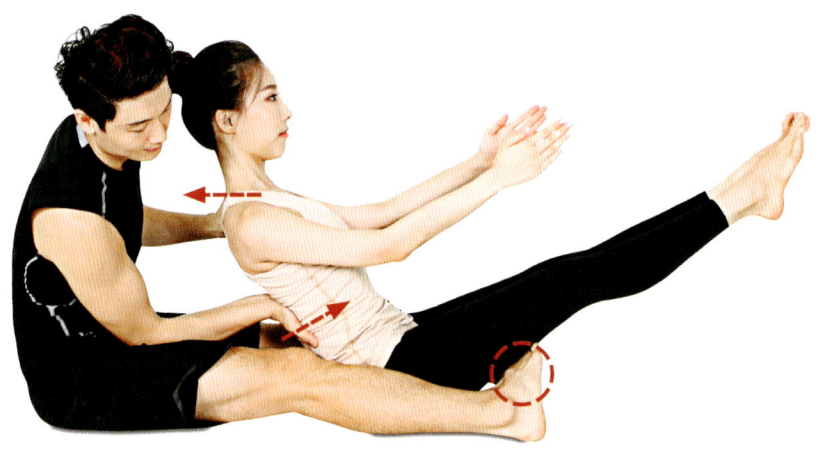

1 두 다리를 모두 펼 수 있으나 자세를 유지하기가 어렵다면 교정합니다.

교정자의 발로 수련자의 다리를 아래에서 받쳐주며 수련자의 요추를 앞으로 밀어올려 균형감을 유지시키며 복부와 다리의 근력을 동시에 사용할 수 있도록 교정합니다.

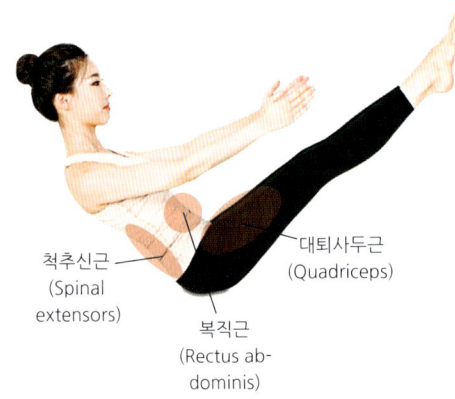

주의 수련자가 꼬리뼈 주변의 통증을 호소한다면 매트를 여러 겹으로 깔고 수련할 수 있게 하며 허리나 다리에 통증이 생긴다면 1단계 교정에서 요추를 밀어내지 않도록 해야 합니다.

자극 척추신근, 복직근 등 요추와 복부에 자극이 생기며 초보 자세에서는 복부와 대퇴사두근에 자극이 강하게 느껴집니다.

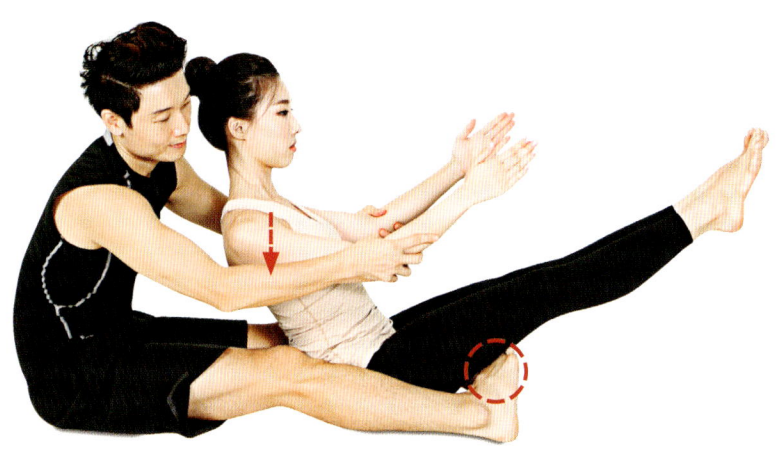

2 교정자의 발로 수련자의 다리를 아래에서 받쳐주며 수련자의 어깨가 올라가지 않도록 팔을 아래로 내려 교정합니다.

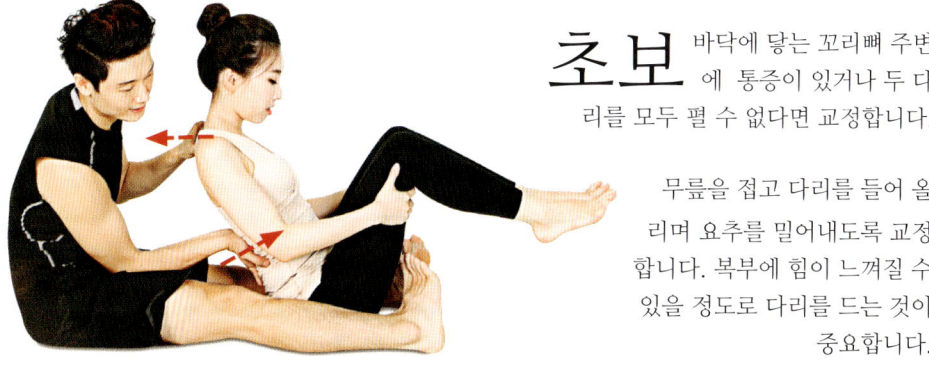

초보 바닥에 닿는 꼬리뼈 주변에 통증이 있거나 두 다리를 모두 펼 수 없다면 교정합니다.

무릎을 접고 다리를 들어 올리며 요추를 밀어내도록 교정합니다. 복부에 힘이 느껴질 수 있을 정도로 다리를 드는 것이 중요합니다.

11 부자피다사나

강한 어깨와 복부에 의식을 둘 수 있도록 교정하는 것이 중요하며 교정 시 수련자가 부상을 입을 수 있으므로 주의합니다.

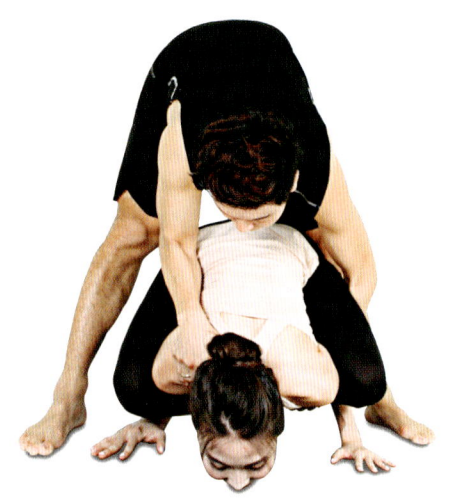

초보 자세에서 양손으로 바닥을 밀어내고 교차시킨 두 발을 뒤로 당겨 바닥에서 들 수 있는지 확인하여 두 발을 들 수 있을 때 교정합니다.

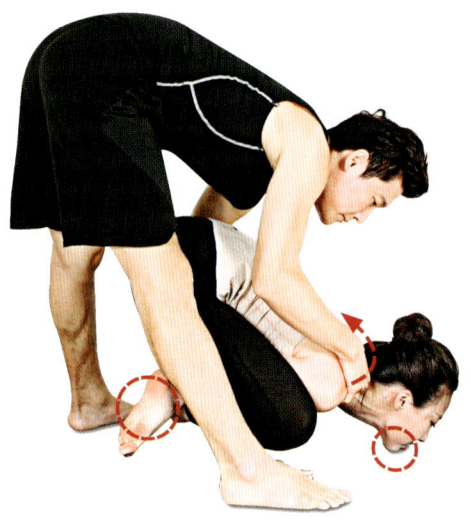

고개를 들어 올릴 수 있도록 어깨와 교차시킨 발을 들어 올리며 수련자의 턱을 바닥에 내려놓도록 교정합니다.

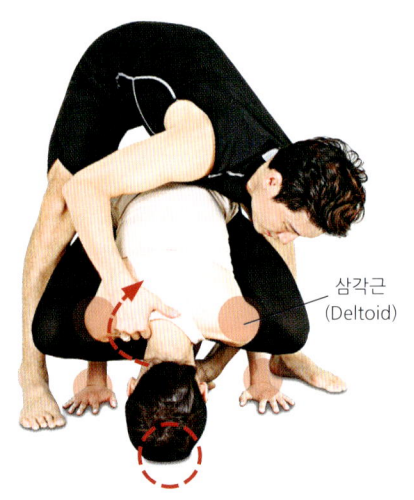

삼각근
(Deltoid)

초보 무게 중심이 앞으로 쏠리지 않도록 교정자는 수련자의 등 뒤에서 어깨와 두 발을 뒤로 당기듯 들어 올리며, 수련자가 머리를 바닥에 내려놓고 자세가 익숙해질 때까지 호흡을 유지시킵니다.

주의 수련자가 근력이 부족한 경우가 많으므로 수련자와 교정자가 서로 다치지 않도록 주의하며, 초보 단계 수련을 충분히 하는 것을 권합니다. 초보 단계 수련 시 손목에 무리가 갈 수 있으므로 오랫동안 자세를 유지하지 않도록 주의합니다.

자극 삼각근, 복직근, 척추신근, 대퇴이두근, 대퇴사두근에 자극이 생기며 초보 단계일 때 손목에 자극이 크게 느껴집니다.

12 꾸르마사나

두 다리를 이완함과 동시에 어깨와 요추부터 흉추까지 이완되도록 교정하는 것이 중요합니다.

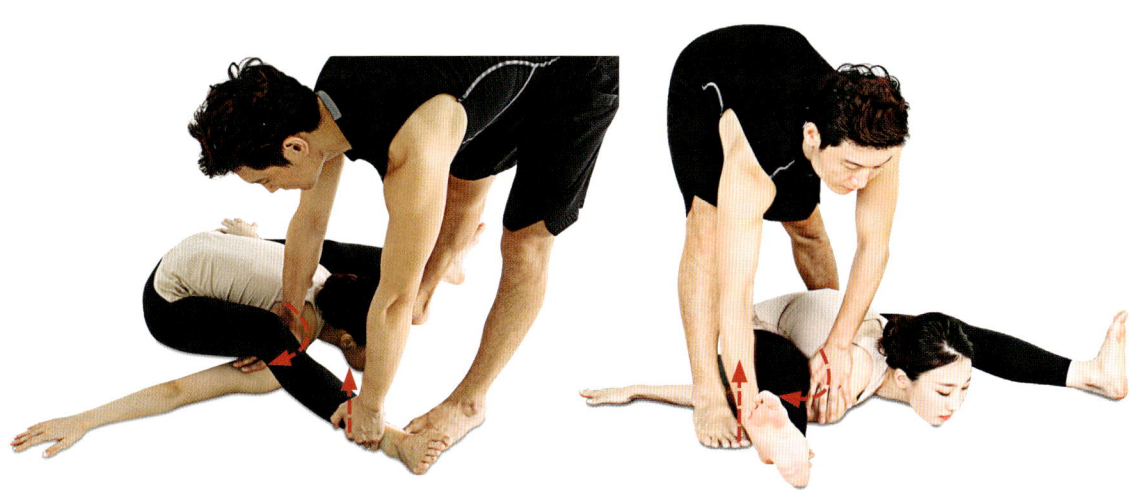

수련자가 두 다리를 펼 수 있을 때 교정합니다. 발목을 잡고 어깨를 눌러주며 다리를 어깨 위로 올려놓고 어깨와 요추부터 흉추까지 이완되도록 교정합니다.

대부분은 수련자의 머리 쪽에서 교정하지만 뒤에서 교정할 때에도 마찬가지로 다리를 잡고 어깨를 누르며 교정합니다.

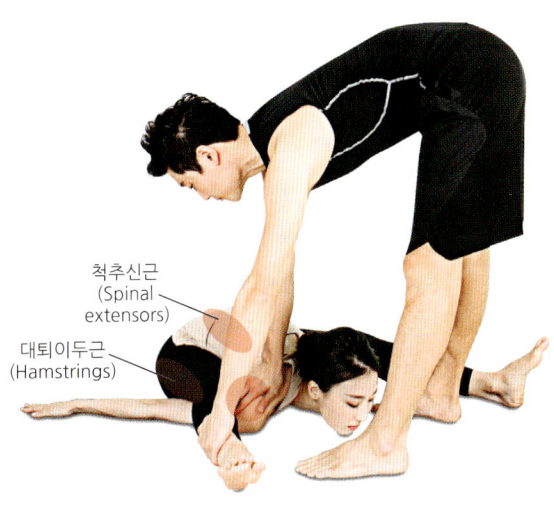

척추신근 (Spinal extensors)
대퇴이두근 (Hamstrings)

초보 다리와 고관절이 굳어 있거나 허리를 펼 수 없는 경우에 물리적인 교정을 하게 되면 다칠 수 있으므로 말로 자세를 설명합니다. 어느 정도 다리를 펼 수 있다면 다리를 어깨 위로 올려놓는 정도로만 교정합니다.

주의 수련자의 다리를 들어 어깨 위로 옮길 때 어깨와 팔꿈치가 다치지 않도록 주의하며 교정합니다.

자극 모든 척추신근이 신장되며 하체의 내전근, 대퇴이두근 등 다리의 전체적인 이완으로 자극이 강하게 생깁니다. 초보 자세일 때 어깨와 다리에 자극이 강합니다.

13 숩타 꾸르마사나

다리를 목뒤로 옮기는 과정에서 통증이 있는지 확인하는 것이 중요하며, 양 발을 들어 목뒤로 옮길 때에도 통증을 확인하는 것이 중요합니다.

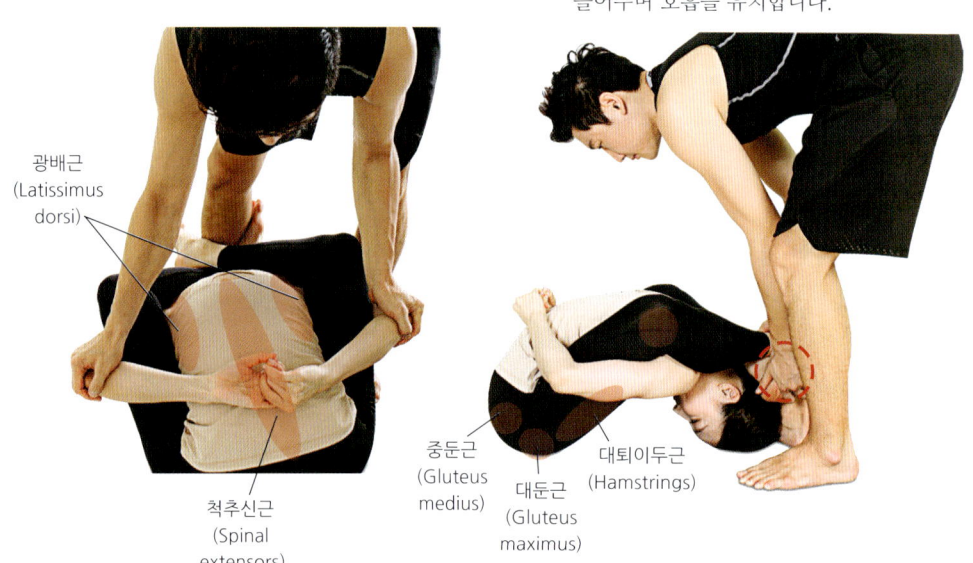

다리로 목을 강하게 압박하게 되면 양 발을 들어주며 호흡을 유지합니다.

광배근 (Latissimus dorsi)
척추신근 (Spinal extensors)
중둔근 (Gluteus medius)
대둔근 (Gluteus maximus)
대퇴이두근 (Hamstrings)

주의 다리로 어깨를 누르는 자세로 팔꿈치와 어깨가 다치지 않도록 주의하며 다리를 머리 뒤로 옮길 때 수련자의 목과 고관절, 허벅지와 무릎에 통증이 생기지 않도록 주의합니다. 수련자의 상황에 따라 단계별로 교정하도록 합니다.

자극 다리를 머리 뒤로 옮기는 과정에서 경추에 자극이 크게 느껴지며 광배근, 대둔근, 중둔근, 이상근, 모든 척추신근이 신장되며 내전근, 대퇴이두근의 자극이 생깁니다. 초보 자세일 때 특히 다리와 골반과 어깨에 자극이 강하게 느껴집니다.

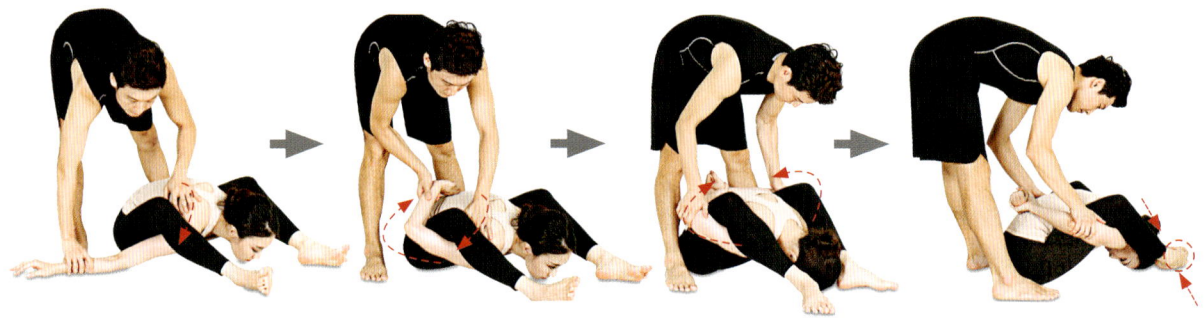

초보 다리를 목뒤로 넘기는 과정에서 다리와 어깨, 목을 다칠 수 있으므로 교정 시에는 양 발을 얼굴 쪽으로 모아주고 양손을 등 뒤로 맞잡는 것까지만 교정합니다.

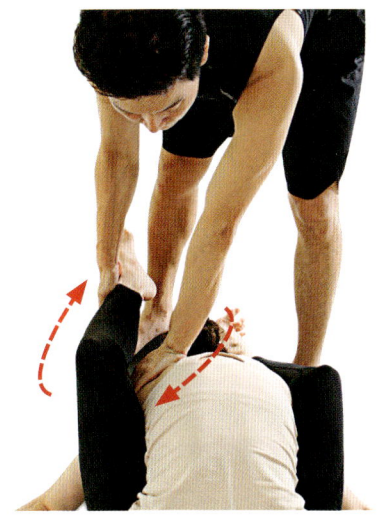

1 수련자의 어깨를 누르면서 왼쪽 다리의 발목을 잡고 들어 목뒤로 옮깁니다.

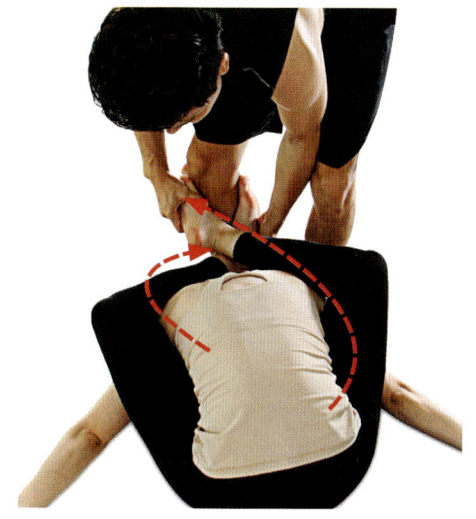

2 수련자의 오른쪽 다리를 왼쪽 다리 위에 놓으며 발등으로 교정자의 다리를 잡게 합니다. 수련자의 두 다리가 목과 어깨를 무겁게 누르지 않도록 발을 들어주며 수련자는 양손을 등 뒤로 옮깁니다.

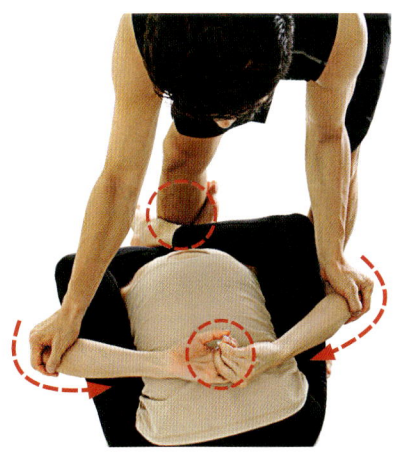

3 수련자의 팔꿈치를 잡고 양손을 서로 잡을 수 있도록 모아줍니다.

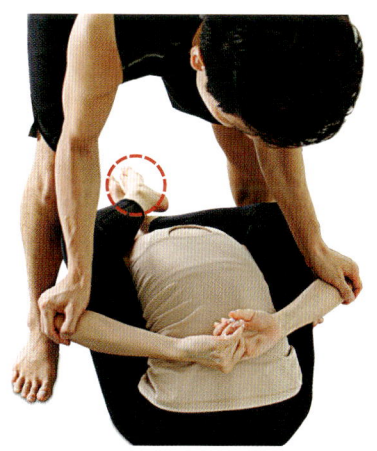

4 수련자의 두 다리를 목뒤에 놓은 상태로 자세를 유지할 수 있다면 교정자의 발을 빼고 수련자의 발등을 서로 조이도록 하며 양손을 등 뒤에서 맞잡도록 교정합니다.

14 가르바 핀다사나

손목과 팔을 다치지 않도록 교정하는 것이 중요하며 스스로 균형을 유지하고 상체를 일으킬 수 있도록 교정의 순서와 단계를 설명합니다.

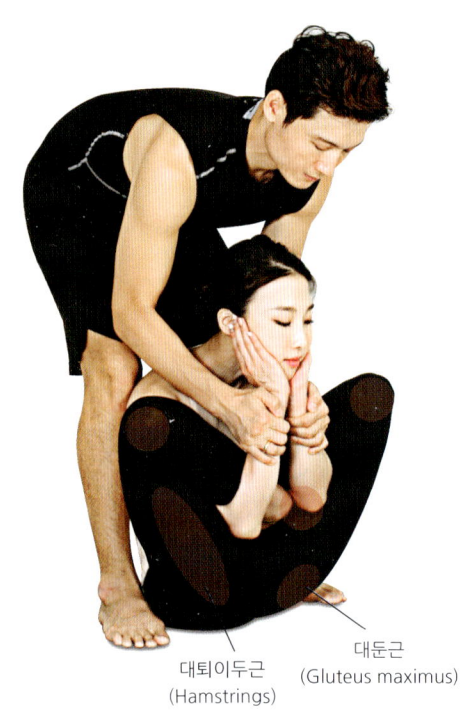

대퇴이두근 (Hamstrings)
대둔근 (Gluteus maximus)

초보 양 팔로 무릎을 감싸도록 단계별로 교정합니다. ('아쉬탕가 요가 오브 마인드' 참고) 물리적인 교정은 골반과 무릎에 부드러움이 생긴 후에 하는 것을 권합니다.

자극 복직근, 척추신근, 골반의 중둔근, 대둔근, 고관절 및 대퇴이두근에 자극이 생깁니다. 초보 자세를 할 때 양 팔과 손목 및 발목에 통증이 생길 수 있습니다.

주의 수련자의 팔을 무리하게 당긴다든지 무릎으로 수련자의 등을 세게 밀어 통증이 생기지 않도록 주의합니다.

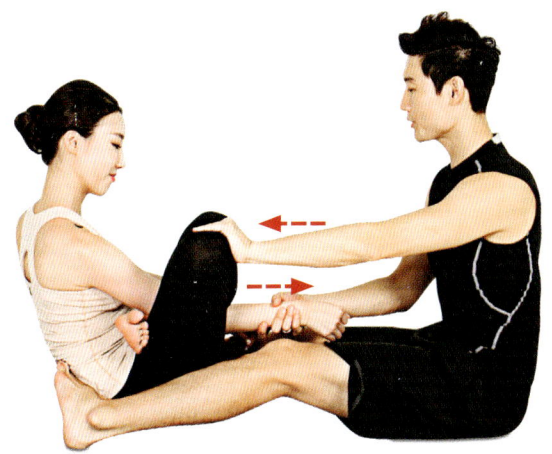

1 손으로 수련자의 무릎을 밀어내며 손목과 팔꿈치의 중간을 잡고 팔을 당깁니다.

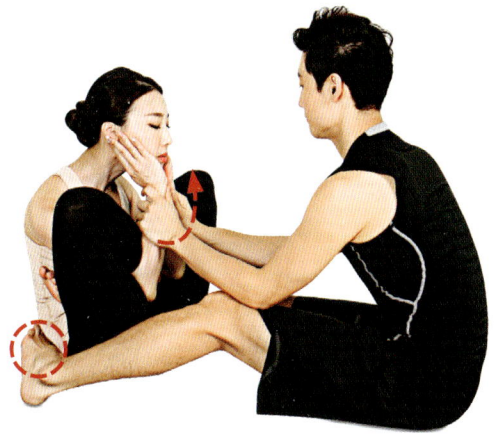

2 수련자가 넘어지지 않도록 교정자의 발등으로 수련자의 허리를 지지하며 수련자의 양손을 얼굴 쪽으로 모아줍니다.

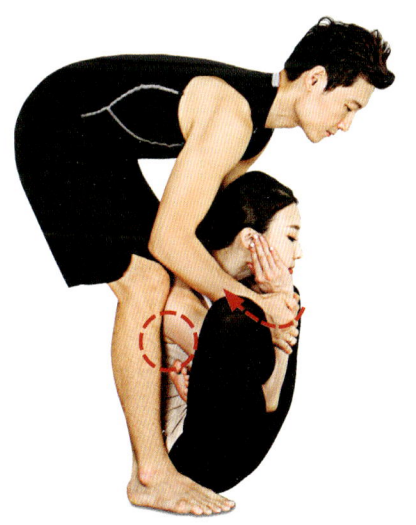

3 수련자의 등을 다리로 지지하며 양손이 수련자의 얼굴을 감싸도록 팔을 당깁니다.

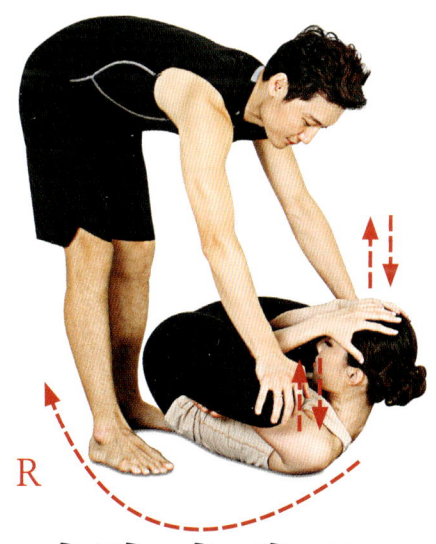

전환자세 수련자 스스로 몸을 일으키며 회전할 수 없는 경우에 교정합니다.

수련자의 양 무릎을 잡고 내쉬는 호흡에 내려놓고 마시는 호흡에 당기며 교정자의 오른쪽으로 회전시킵니다.

15 밧다 코나사나

골반이 부드러워지도록 교정하며 골반과 허리의 통증이 생기지 않도록 교정하는 것이 중요합니다.

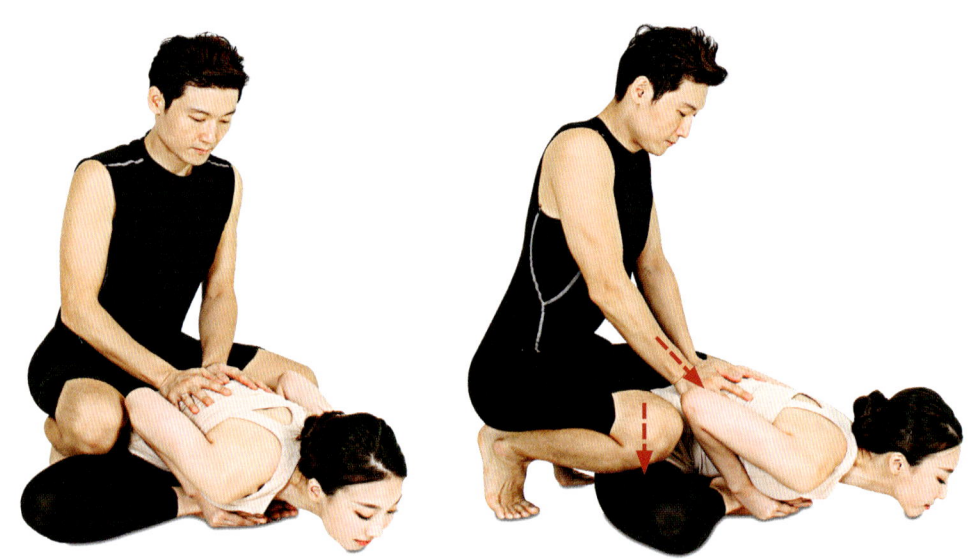

골반이 부드럽게 이완된 상태이며 상체를 앞으로 숙일 수 있다면, 무릎으로 다리를 누르며 손으로 허리를 앞으로 밀어내며 교정합니다.

초보 양손으로 수련자의 허벅지를 눌러 골반이 이완되도록 교정합니다.

주의 다리를 무리하게 누른다든가 손으로 등을 세게 밀면 골반과 허리 및 발목에 통증이 생길 수 있으니 골반 상태를 확인하며 주의합니다.

자극 골반의 이완으로 내전근, 박근, 척추기립근의 자극이 생기며 초보 자세를 취했을 때 골반과 허벅지 안쪽 내전근에 자극이 강하게 느껴지며 발목에도 자극이 느껴집니다.

척추기립근 (Erector spinae)

내전근 (Adductor longus)

16 우파비스타 코나아사나

골반과 다리 안쪽의 이완을 위한 교정이지만 수련자가 부상을 입을 수 있으므로 서로 소통하며 교정하는 것이 중요합니다.

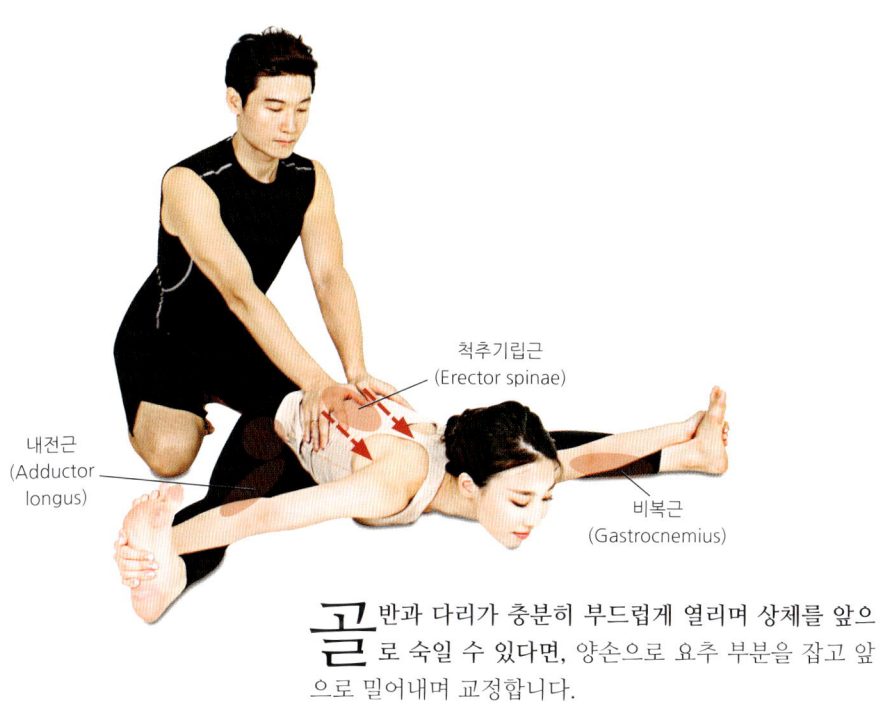

내전근
(Adductor longus)

척추기립근
(Erector spinae)

비복근
(Gastrocnemius)

골반과 다리가 충분히 부드럽게 열리며 상체를 앞으로 숙일 수 있다면, 양손으로 요추 부분을 잡고 앞으로 밀어내며 교정합니다.

초보 다리를 열고 양손으로 바닥을 짚고 상체를 숙이도록 말로 설명합니다. 물리적인 교정은 골반과 허벅지 안쪽에 부드러움이 생긴 후에 하는 것을 권합니다.

자극 척추기립근, 이상근, 내전근, 대퇴이두근, 비복근에 자극이 생깁니다. 특히 초보 자세에서 허벅지 안쪽 내전근에 자극이 크게 느껴집니다..

주의 복부가 바닥에 닿게 하기 위해 손으로 수련자의 등을 세게 밀면 골반과 허벅지 안쪽에 통증이 생기게 되므로 주의하며 교정합니다.

17 숩타 파단구스타사나 -A, B

골반과 다리를 이완하는 것과 상체를 들어 올려 복부에 자극을 줄 수 있도록 교정하는 것이 중요합니다.

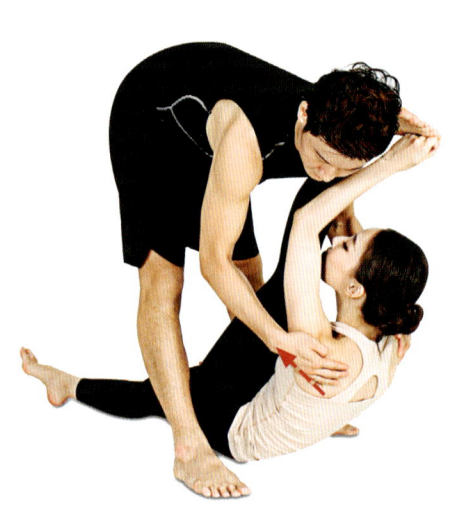 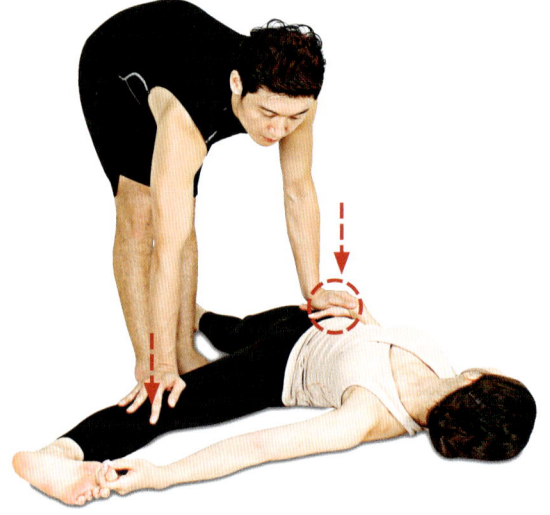

A 수련자가 잡고 당기는 다리를 교정자의 어깨로 밀어내며 손으로 수련자의 어깨를 받쳐주며 상체를 일으킵니다.

B 수련자가 골반과 허벅지를 누를 때 수련자의 손 위에 교정자의 손을 두고 눌러주며 골반과 다리를 이완되도록 교정합니다.

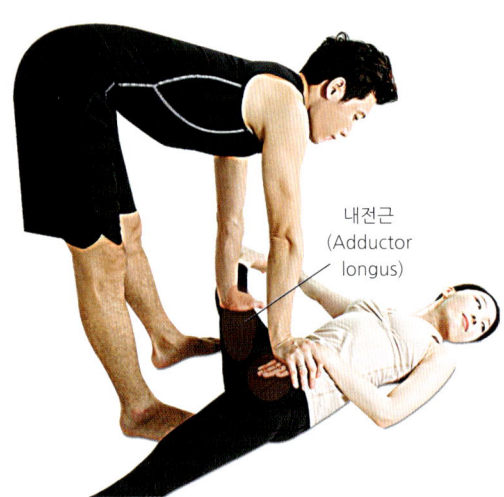

내전근 (Adductor longus)

초보 무릎을 접어 다리를 펴지 않고 골반을 이완할 수 있게 교정합니다.

주의 수련자의 골반이나 다리를 세게 눌러 통증이 생기지 않도록 골반 상태를 확인하며 교정합니다.

자극 복직근, 내전근, 대퇴이두근, 비복근, 중둔근, 대둔근 등 전체적으로 다리에 자극이 생깁니다. 초보 자세에서 특히 골반과 허벅지 안쪽에 자극이 크게 느껴집니다.

18 우르드바 무카 파치마타나사나

누운 상태에서 상체를 일으킬 때의 교정과 상체를 일으켜 앉은 자세에서 상체와 하체를 밀착할 때 교정하는 것이 중요합니다.

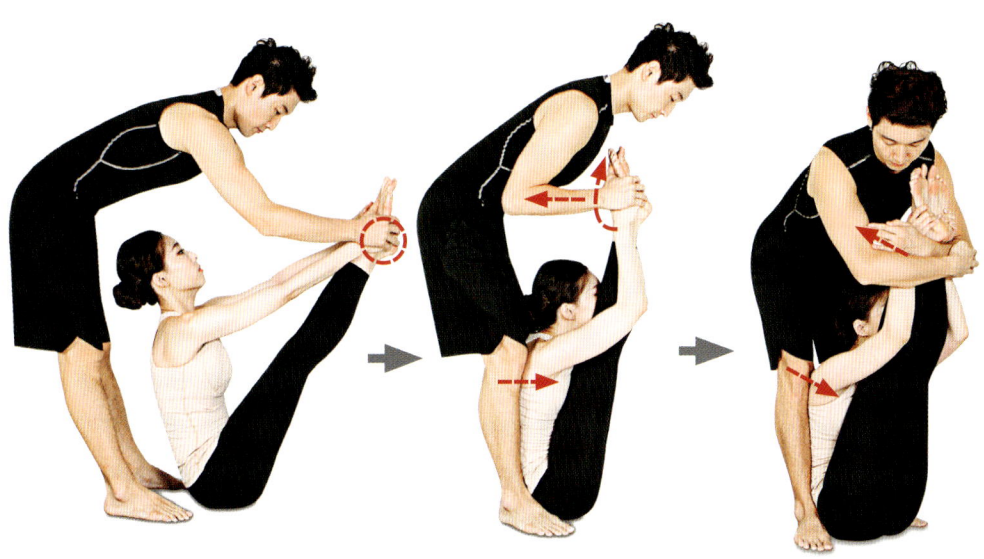

1 상체를 일으킬 때 다리를 펴고 올라오기가 어려운 경우, 수련자가 균형을 잡을 수 있도록 발을 잡아 줍니다.

2 교정자의 다리 안쪽으로 수련자의 등을 지지하며 수련자의 발등을 밀어 올리고 교정자의 몸 쪽으로 당깁니다.

3 다리를 편 상태에서 수련자의 얼굴을 다리에 밀착시킬 수 있도록 교정자는 수련자의 다리와 팔을 감싸며 몸 쪽으로 당깁니다.

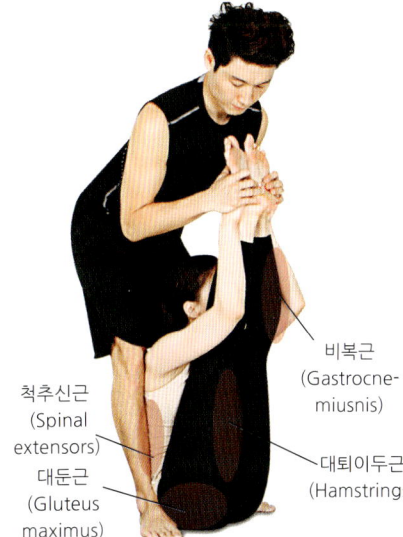

척추신근 (Spinal extensors)
대둔근 (Gluteus maximus)
비복근 (Gastrocnemiusnis)
대퇴이두근 (Hamstrings)

초보 무릎을 접고 굴러서 상체를 일으키도록 하며 수련자가 다리를 모두 펴지 못 하더라도 교정자는 수련자의 다리를 잡고 몸 쪽으로 당기며 호흡을 유지하도록 교정합니다.

주의 수련자의 등을 다리로 지지하며 무릎으로 밀고 다리를 당길 때 당기는 정도는 수련자의 골반과 다리 상태에 맞추어 통증이 생기지 않게 주의합니다.

자극 대요근, 척추신근, 비복근에 자극이 생깁니다. 초보 자세를 취할 때 특히 복부와 다리 전체에 자극이 크게 느껴집니다.

19 세투 반다아사나

교정 시 수련자의 목과 목 주변의 이완 및 경직 상태를 고려하여 교정하고 복부 및 다리의 근력을 유지하며 골반과 허리를 들어 올리는 것이 중요합니다.

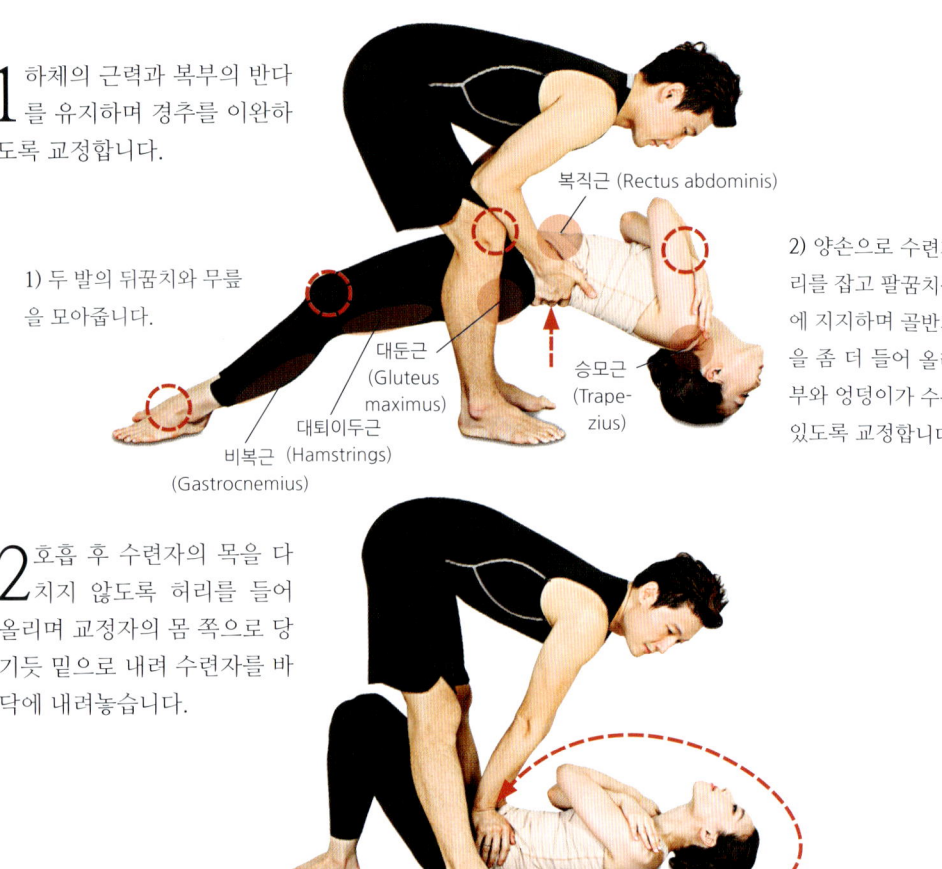

1 하체의 근력과 복부의 반다를 유지하며 경추를 이완하도록 교정합니다.

1) 두 발의 뒤꿈치와 무릎을 모아줍니다.

2) 양손으로 수련자의 허리를 잡고 팔꿈치를 하체에 지지하며 골반과 가슴을 좀 더 들어 올리며 복부와 엉덩이가 수축될 수 있도록 교정합니다.

복직근 (Rectus abdominis)
대둔근 (Gluteus maximus)
대퇴이두근 (Hamstrings)
비복근 (Gastrocnemius)
승모근 (Trapezius)

2 호흡 후 수련자의 목을 다치지 않도록 허리를 들어 올리며 교정자의 몸 쪽으로 당기듯 밑으로 내려 수련자를 바닥에 내려놓습니다.

초보 양손을 엉덩이 밑에 두고 바닥을 밀어내도록 하며 1~2단계와 동일하게 교정합니다. ('아쉬탕가 요가 오브 마인드' 참고)

자극 경추와 승모근, 복직근, 대둔근, 사두근, 대퇴이두근, 비복근의 자극이 생깁니다. 초보 자세를 취할 때 경추와 다리 전체에 자극이 크게 느껴집니다.

주의 허리와 골반을 들어 올릴 때 경추의 통증을 느끼지 않도록 주의하며 내려놓을 때에도 신중하게 경추가 뒤로 꺾여 통증이 생기지 않도록 주의합니다.

CHAPTER 4
BACK BENDING

01 우르드바 다누라사나 (초보 수련자)

누운 자세에서 팔을 펴 올리지 못하여 바닥에서 상체를 들어 올리지 못하는 분들을 위한 교정이며, 주의 사항에 따른 교정의 순서와 단계를 설명합니다.

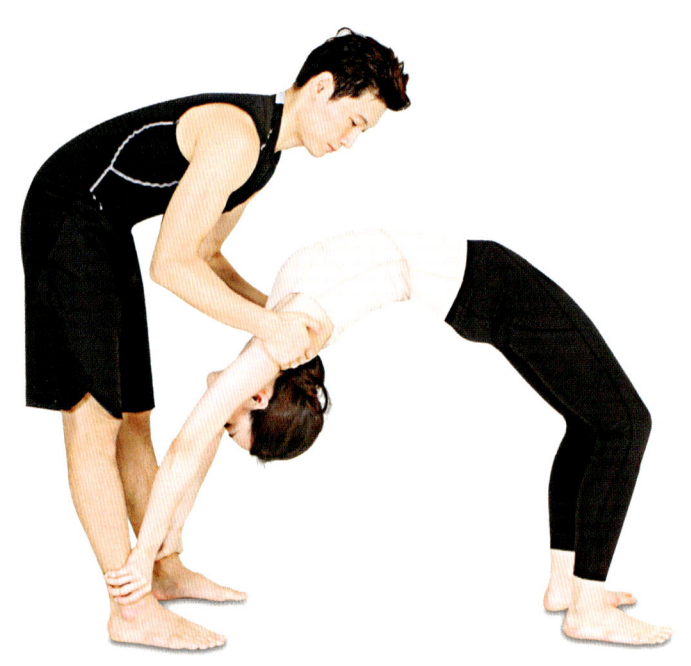

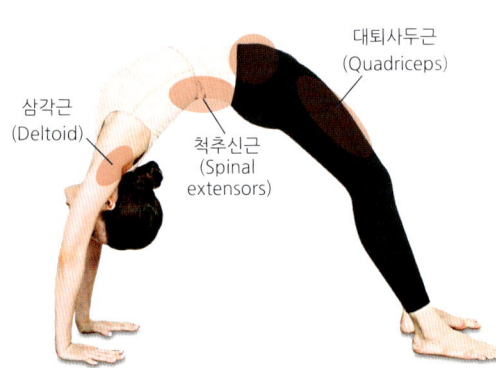

삼각근 (Deltoid)
척추신근 (Spinal extensors)
대퇴사두근 (Quadriceps)

주의 수련자의 목과 어깨가 부드럽지 못한 경우 또는 허리와 손목에 부상이 있는 경우에는 자세를 무리하게 교정하지 않습니다. 수련자의 어깨와 허리 상태에 따라 신중하게 교정해야 수련자가 부상을 입지 않습니다.

자극 어깨의 삼두근, 삼각근 및 척추 전체 신근의 활성 및 대요근, 복직근, 대둔근, 대퇴이두근, 대퇴사두근 등 허리와 골반에 자극이 생깁니다.

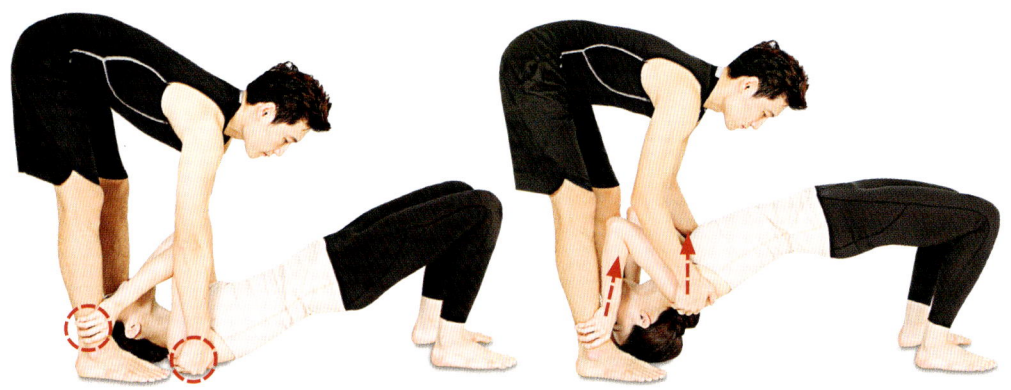

1 수련자는 교정자의 발목을 잡습니다. 교정자는 수련자의 어깨를 잡고 들어 올릴 준비를 합니다.

2 수련자의 정수리 부분을 바닥에 두고 상체와 어깨를 함께 들어 올립니다.

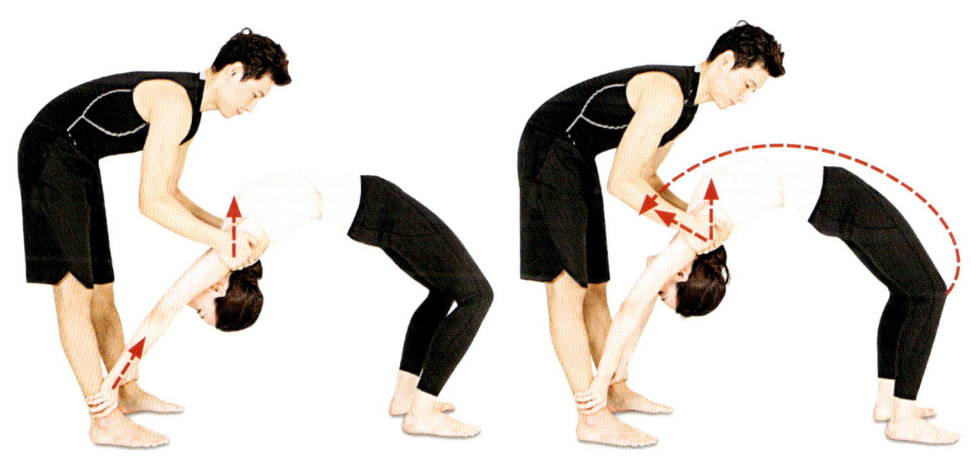

3 수련자는 교정자의 발목을 잡고 팔을 펴 올립니다. 이때 교정자는 수련자의 팔과 어깨와 허리의 상태를 확인하며 다음 4번으로 진행할지 결정합니다. 만약 수련자가 힘이 너무 없거나 어깨와 허리가 굳어 있는 상태라면 자세를 오래 지속시키면 안 되며 다음 4번으로 진행해서도 안 됩니다.

4 수련자의 어깨를 잡고 교정자의 몸 쪽으로 당겨 수련자의 어깨와 허리가 이완될 수 있도록 합니다.

02 백벤딩 - 드롭백 & 컴업 (초보 수련자)

우르드바 다누라사나를 유지한 상태에서 어느 정도 호흡을 할 수 있는 수련자를 위한 교정이며 주의 사항에 따른 교정의 순서와 단계를 설명합니다.

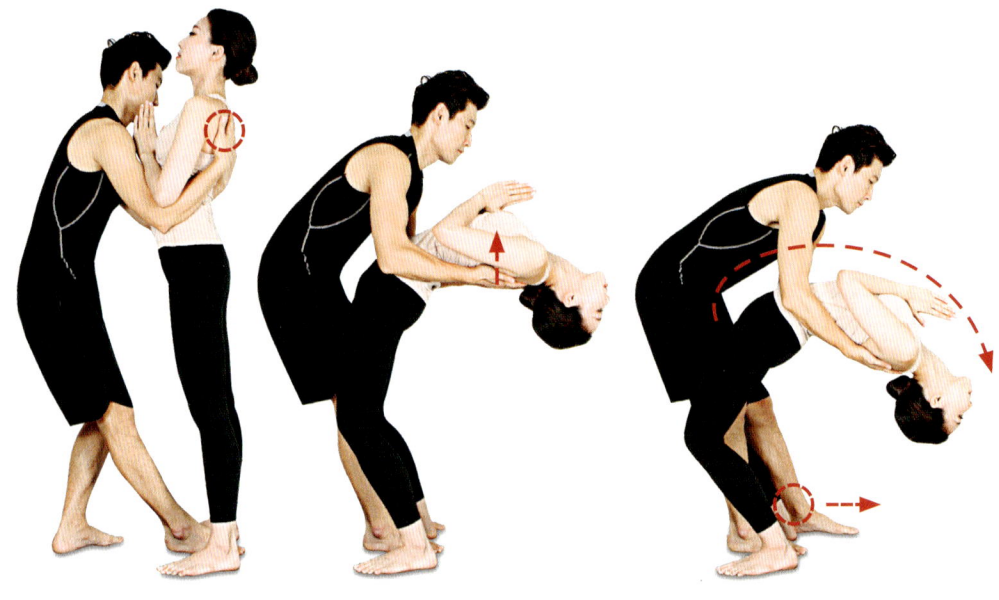

1 수련자는 두 다리를 어깨너비 정도의 간격으로 열어 줍니다. 교정자는 수련자의 견갑골 주변에 양손을 두며 밀착합니다.

2 교정자는 양손으로 수련자의 상체를 아래에서 위로 받쳐 주며 수련자의 상체를 뒤로 내려놓도록 합니다.

3 교정자의 뒤에 있는 다리를 (1번 사진 참고) 앞으로 옮기고 넘어지지 않도록 주의하며 수련자의 상체를 더욱 깊이 뒤로 내려놓습니다.

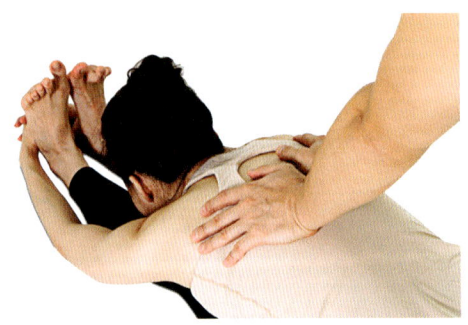

주의 초보 수련자의 경우 신체의 무게 중심을 어떻게 어디로 두어야 할지 잘 모를 수 있으며 교정자 입장에서는 수련자가 상당히 무겁게 느껴져 자칫하면 교정자와 수련자가 함께 넘어져 모두 다칠 수 있습니다. 그러므로 교정자는 수련자에게 밀착하여 심리적인 안정감을 주어야 하며 수련자의 신체 무게에 넘어가지 않도록 힘을 조절할 수 있게 노력해야 합니다. 무엇보다도 교정자가 수련자를 절대 다치게 하지 않는다는 신뢰감을 줄 수 있게 이끌어 주는 것이 상당히 중요합니다.

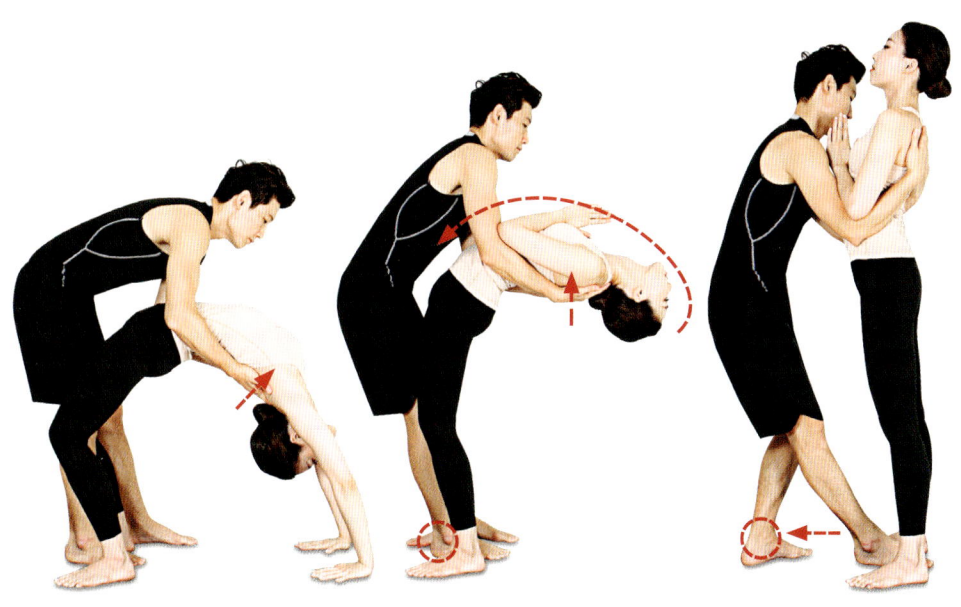

4 수련자의 허리와 가슴을 펴주고 허리의 부드러움과 호흡을 유지할 수 있도록 도와줍니다.

5 수련자가 양팔을 들고 상체를 일으킬 때 교정자는 다리를 뒤로 옮기며 상체를 일으킵니다. 이때 교정자 발목의 아킬레스건을 다치지 않도록 주의합니다.

6 수련자가 균형을 잃지 않고 바르게 설 수 있도록 상체를 들어 올리면서 일으킵니다.

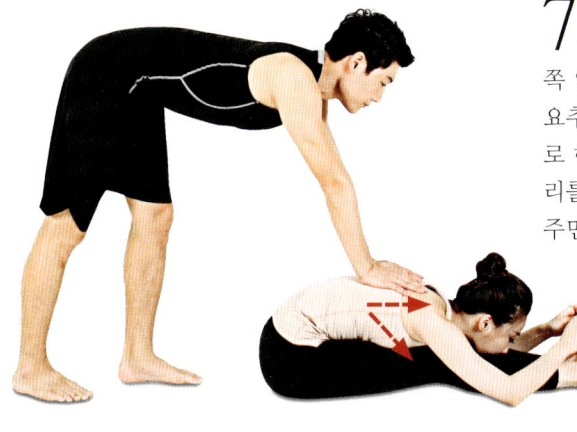

7 수련자의 등을 뒤에서 누를 때 손의 위치는 흉추 부분에 두고 힘의 방향은 수련자의 발쪽 앞으로 밀어낼 수 있도록 합니다. 수련자는 요추를 뒤로 빼보기도 하며 가슴과 상체를 앞으로 하여 척추를 밀어내 봅니다. 교정자의 두 다리를 모으고 체중을 실어 수련자를 밀듯이 눌러주면 좀 더 강하게 이완할 수 있습니다.

주의 수련자의 상태에 따라 신중하게 상체를 눌러야 수련자가 다치지 않습니다. 위에서 아래로 누르기보다는 앞으로 밀어내며 아래로 누르는 느낌으로 교정합니다.

03 백벤딩 - 드롭백 & 컴업

드롭백과 컴업을 혼자서 할 수 있으며 좀 더 깊은 백벤딩 수련을 위한 수련자를 위한 교정입니다.

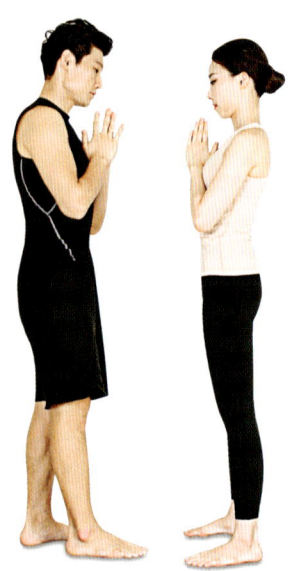

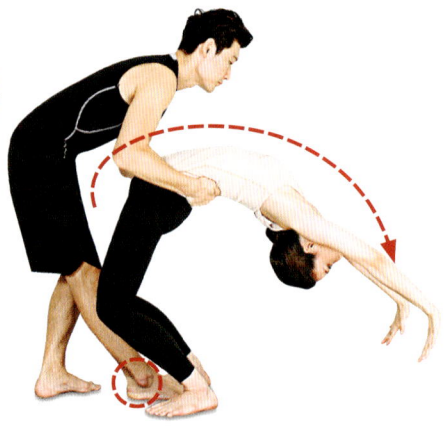

1 교정자의 한쪽 발을 수련자의 발 사이에 두고 양손은 수련자의 허리에 둡니다.

2 수련자가 상체를 뒤로 젖힐 때 교정자는 상체를 앞으로 숙이며 수련자의 허리를 손으로 지지합니다.

3 수련자가 팔을 뒤로 뻗고 손을 바닥에 내릴 때 교정자는 수련자의 무게에 같이 딸려 가지 않도록 주의하며 지탱합니다. 이때 교정자는 다리와 아킬레스건을 다칠 수 있으니 주의합니다.

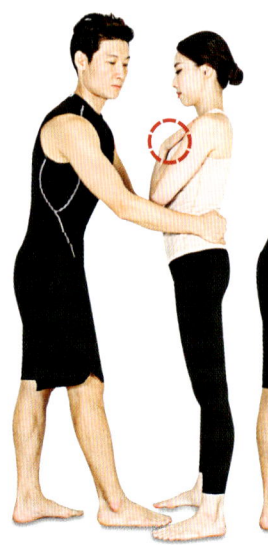

준비 수련자는 혼자 드롭 백과 컴 업을 몇 번 연습한 후 연습이 끝났으면 양손을 가슴 위에 엑스(X) 자 모양으로 올려놓습니다. 교정자는 수련자의 허리에 자신의 양손을 둡니다. 수련자는 숨을 들이 마시면서 가슴을 들어 올리고 숨을 내쉬면서 상체를 뒤로 젖힙니다. 이 과정을 2~3회 정도 한 후에 수련자는 손바닥을 모아 합장의 형태(1단계)를 만들며, 양손을 뒤로 내려놓을 준비가 된 것으로 봅니다.

주의 수련자의 신체 상태에 따라 드롭 백과 컴 업의 교정을 할 것인지를 결정합니다. 수련자에게 신체의 부드러움을 강요하지 않도록 하며 교정에 의해 부상을 입지 않도록 주의해야 합니다.

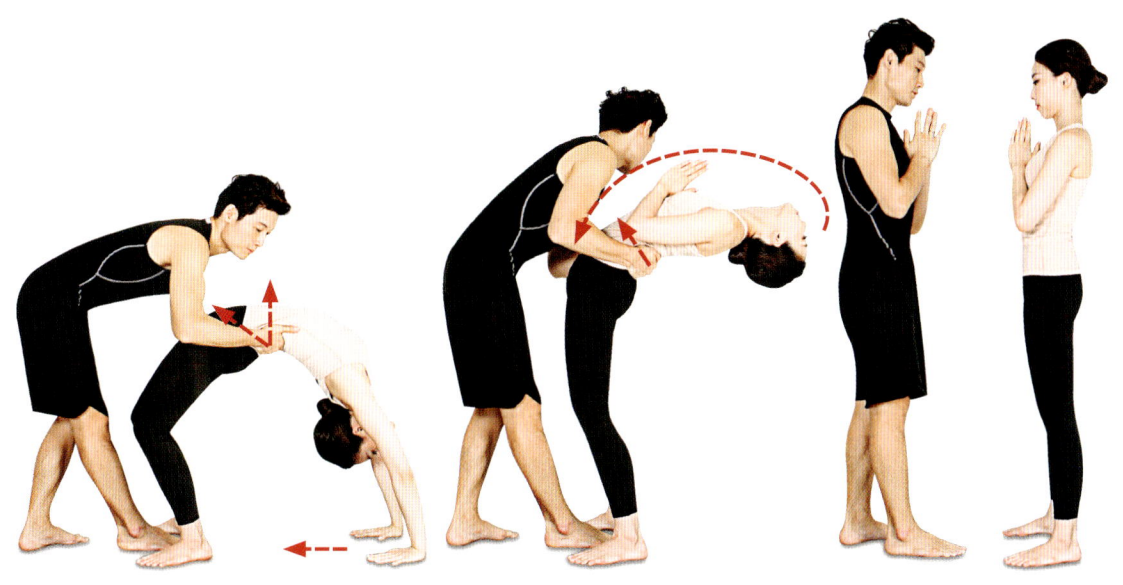

4 손으로 바닥을 짚은 수련자의 가슴과 허리 및 골반이 충분히 부드러운 상태로 손을 발뒤꿈치 쪽을 향해 들어올 수 있다면 교정자는 수련자의 허리를 조금씩 들어 올려 손이 발뒤꿈치로 올 수 있게 잡아줍니다.

5 수련자가 호흡을 5번 한 후 상체를 일으켜 세울 때 교정자는 허리를 받치며 당겨줍니다. 이때에도 교정자의 다리나 아킬레스건을 다칠 수 있으니 주의합니다.

6 수련자를 바르게 설 수 있도록 하며 허리를 이완하기 위해 다음 전굴 자세를 준비합니다.

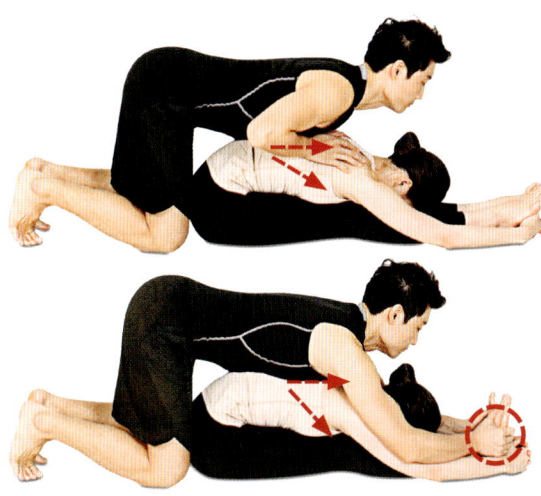

7 수련자의 등 뒤에서 무릎을 굽히고 앉아 가슴과 양손으로 수련자의 등을 아래로 누르면서 앞으로 밀어냅니다. 이때 수련자와 함께 호흡을 맞추어 줍니다. 수련자의 호흡이 어느 정도 부드러워지면 교정자는 양손으로 수련자의 발을 수직 및 수평 하게 세워 잡고 조심스럽게 당기며 호흡을 하도록 교정합니다.

주의 교정 시에는 교정자와 수련자의 신체 접촉을 거의 하지 않는 것을 권하지만 허리를 깊이 이완할 수 있도록 도와주는 과정에서 불가피하게 신체 접촉을 하는 방법으로 수련자가 불쾌감을 느끼지 않도록 매우 주의해야 합니다.

CHAPTER 5
THE FINISHING SEQUENCE

01 살람바 사르방가사나

목 주변이 굳은 경우 목과 승모근의 긴장이 완화되도록 교정하는 것이 중요하며 혼자서 다리를 들어 올리지 못하는 분들을 위한 교정 방법입니다.

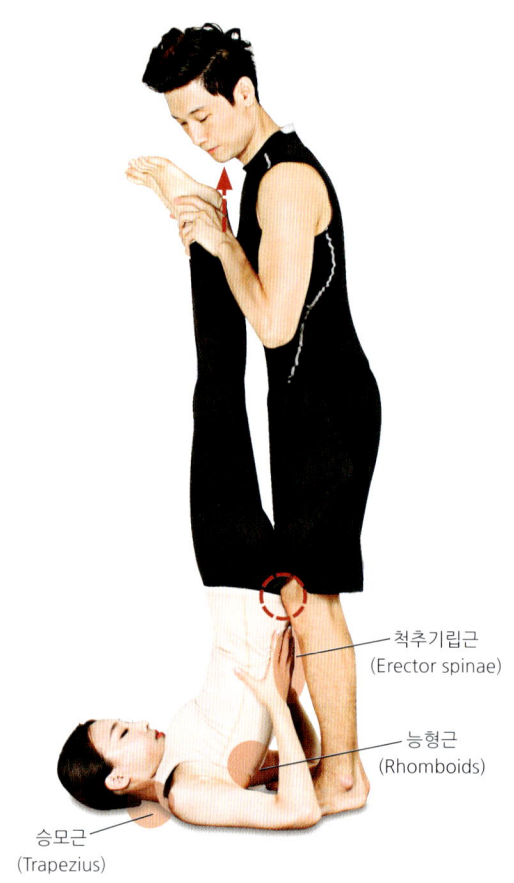

척추기립근
(Erector spinae)

능형근
(Rhomboids)

승모근
(Trapezius)

목 과 어깨가 충분히 이완된 상태인지 확인한 후에 이완된 상태라면 교정합니다.
교정자는 수련자의 발목을 잡고 위로 들어 올리며 교정자의 무릎 안쪽으로 허리를 지지합니다. 수련자의 턱이 쇄골 주변과 밀착될 수 있게 교정합니다.

초보 목과 어깨가 불편한 수련자는 양손으로 허리를 받치고 지지하며 엉덩이를 바닥으로 낮춰서 자세를 유지하는 것을 권합니다. 수련자가 목과 어깨에 불편함을 느낄 시에는 자세를 오래 유지하지 않도록 합니다.

주의 수련자의 목과 허리 상태에 따라 하체를 들어 올려 교정해야 합니다. 특히 경추를 다칠 수 있으며 무릎 안쪽으로 허리를 지지할 때 수련자의 허리에 통증이 생기지 않도록 주의합니다.

자극 경추와 승모근 및 능형근, 척추기립근의 자극이 생깁니다.

02 우르드바 파드마사나

목과 어깨를 이완하는 자세로 수련자가 넘어지거나 목을 다치지 않도록 주의하며 교정하는 것이 중요합니다.

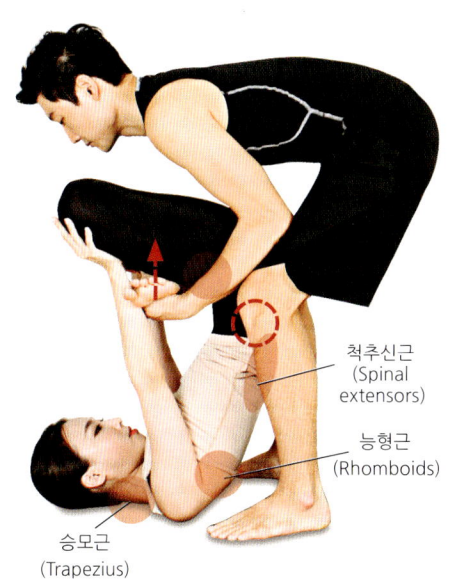

척추신근
(Spinal extensors)

능형근
(Rhomboids)

승모근
(Trapezius)

목 과 어깨가 충분히 부드러운 상태인지 확인한 후에 이완된 상태라면 교정합니다.

수련자의 하체를 위로 들어 올리고 수련자가 넘어지지 않도록 교정자의 무릎으로 허리를 지지합니다. 파드마사나를 하기가 어렵다면 교정자는 수련자의 다리를 교차시켜 주어 파드마사나를 할 수 있도록 도와줍니다.

초보 목 주변의 긴장이 이완될 수 있도록 수련하는 것을 권하며 파드마사나가 어렵다면 다리를 편하게 교차시켜 ('아쉬탕가 요가 오브 마인드' 참고) 수련하도록 합니다.

주의 경추가 부드러운 정도에 따라 하체를 들어 올려 허리를 지지하여야 하며 교정 시 목과 어깨에 통증이 생기지 않도록 합니다. 무릎과 골반이 부드럽지 않은 수련자는 억지로 파드마사나를 만들지 않도록 합니다.

자극 경추와 승모근 및 능형근, 척추신근, 중둔근, 대둔근의 자극이 생깁니다.

03 마츠야아사나

수련자가 다리를 묶을 수 있는지에 따라 교정의 방법과 정도가 달라지므로 수련자의 상태를 살피며 그에 맞게 교정하는 것이 중요합니다.

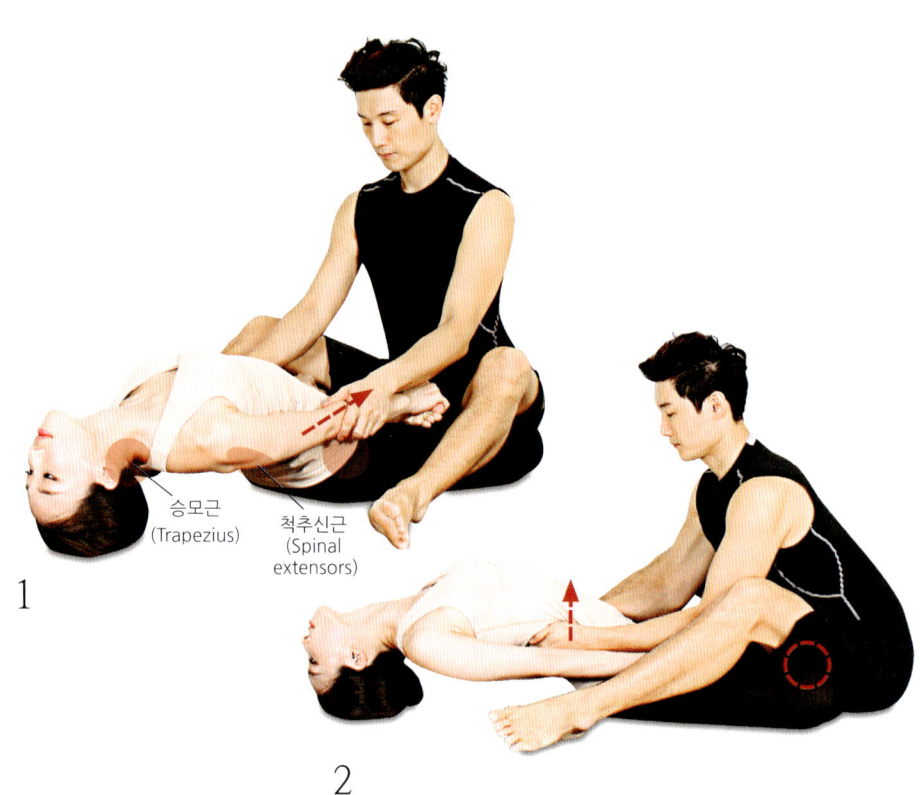

1 목과 어깨가 충분히 이완된 상태로 파드마사나를 만들 수 있으며 양손으로 두 발을 잡을 수 있는지 확인한 후에 잡지 못할 경우 교정합니다.

수련자가 묶은 다리의 무릎을 들어 양손으로 두발을 잡을 수 있도록 합니다. 교정자는 다리로 수련자의 무릎을 누르며 양 팔을 당겨 수련자의 가슴과 허리가 이완될 수 있도록 교정합니다.

2 수련자의 목과 어깨와 허리와 골반이 이완된 상태에서 교정자는 양손으로 수련자의 허리를 밀어올려 더욱 깊이 이완될 수 있도록 합니다.

초보 파드마사나가 어렵다면 다리를 펴고 가슴을 들어 올려 정수리를 바닥에 두고 가슴을 이완하며 수련하는 것을 권합니다. ('아쉬탕가 요가 오브 마인드' 참고)

주의 무릎과 골반이 부드럽지 못한 수련자는 억지로 파드마사나 수련을 하지 않도록 합니다. 또한 수련자의 무릎을 누를 때 무릎과 골반에 통증이 생기지 않도록 하며 허리를 들어 올릴 때에는 목과 허리에 통증이 생기지 않도록 주의합니다.

자극 경추와 승모근 및 능형근, 골반 주변의 근육들에 자극이 생깁니다. 특히 가슴을 크게 이완 시 목과 어깨에 자극이 많이 느껴집니다.

04 시르샤아사나

교정을 통한 신체적 변화도 중요하지만 정신적 두려움을 극복할 수 있도록 단계적으로 교정하는 것이 중요합니다.

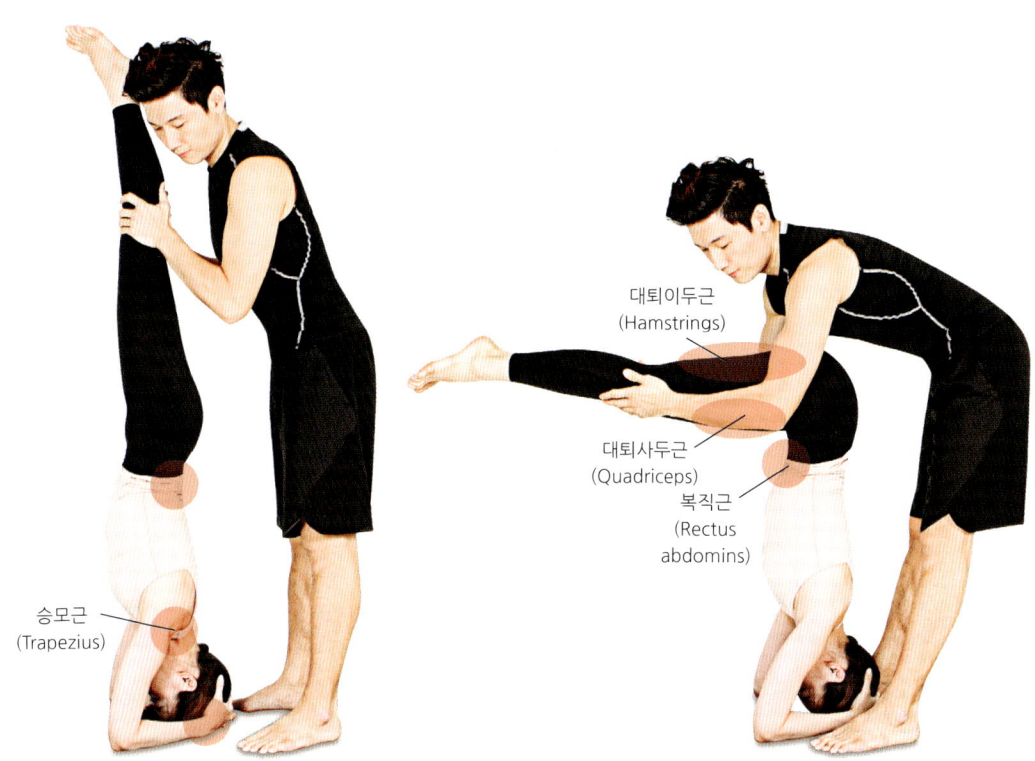

승모근
(Trapezius)

대퇴이두근
(Hamstrings)

대퇴사두근
(Quadriceps)

복직근
(Rectus abdomins)

준비 수련자의 상태에 따라서 목과 어깨를 다칠 수 있으며 교정하는 과정에서 수련자가 넘어져 부상을 입을 수 있으므로 초보 자세가 익숙한 분들에게만 교정을 하는 것을 권합니다.

초보 수련자의 교정 방법은 '시르샤아사나 단계별 교정' 하단에 설명하였습니다.(다음 페이지 참고)

주의 수련자가 혈압이 높거나 경추 디스크 및 목의 질환을 갖고 있거나 허리 디스크 통증 등이 있는 경우에는 교정을 하지 않는 것을 권합니다. 자세를 너무 오래 지속시키면 목과 어깨를 다칠 수 있으므로 수련자와 소통하면서 교정이 이루어져야 합니다. 교정자는 수련자의 신체 상태를 계속적으로 확인하면서 교정하고 그 과정에서 항상 수련자가 넘어지지 않도록 주의합니다.

자극 삼두근, 전거근, 척추신근, 복직근, 대퇴이두근, 대퇴사두근 등에 자극이 생깁니다. 특히 머리와 목에 자극이 크게 느껴집니다.

05 시르샤아사나 - 단계별 교정

목과 어깨에 통증이 생기지 않으면서 자세를 유지하도록 하는 것이 중요합니다. 초보 자세가 익숙한 상태에서 단계별로 교정을 하는 것을 권합니다.

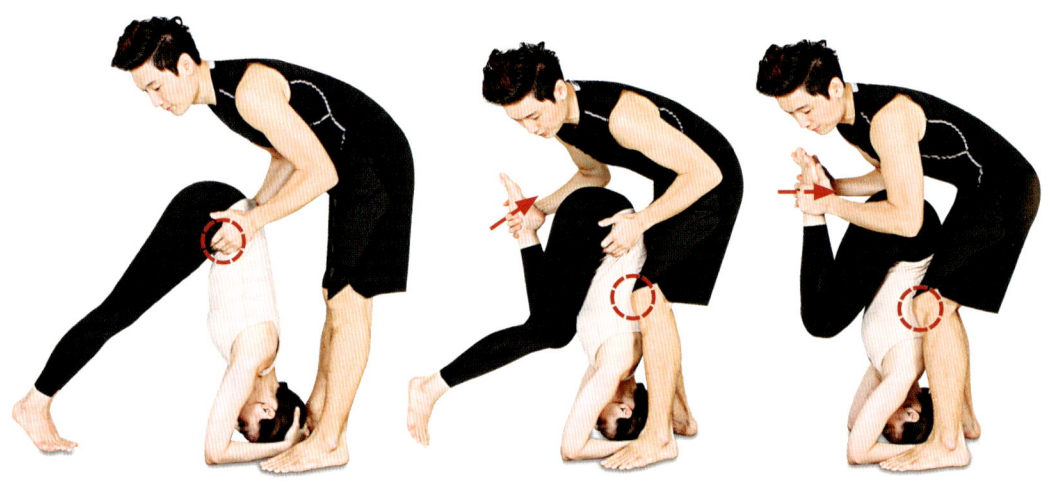

1 수련자는 두 다리를 곧게 펴며 교정자는 양손으로 골반을 잡고 당겨 올립니다.

2 수련자의 한쪽 다리를 잡고 당기며 수련자가 넘어지지 않도록 양 무릎으로 지지합니다.

3 수련자의 두 발을 잡고 당기며 수련자는 양 무릎을 가슴에 붙입니다. (무릎으로 수련자를 지지합니다.)

초보 1 수련자의 팔꿈치 옆에 두 발을 붙이고 목과 어깨가 움츠러들지 않도록 다리로 어깨를 지지합니다. 팔꿈치의 간격을 어깨너비로 교정하며 골반을 잡고 당깁니다. 수련자는 다리를 하나씩 접어 양 무릎을 서로 붙이고 다리를 접은 상태를 유지합니다.

2 목과 어깨가 불편하지 않으면 다리를 다 펴지 않은 상태에서 골반을 들어 올리게 하여 허벅지와 바닥이 수평 하게 되도록 합니다.

주의 교정자가 앉아서 교정하는 과정에서 수련자가 다리를 모두 위로 펴게 되면 뒤로 넘어져 허리의 부상을 입을 수 있으며 교정자 또한 부상을 입을 수 있습니다. 그러므로 절대로 다리를 모두 펴지 않도록 주의합니다.

수련자의 자세가 안정적이 되면 지지하는 다리는 점차적으로 떨어뜨리도록 합니다.

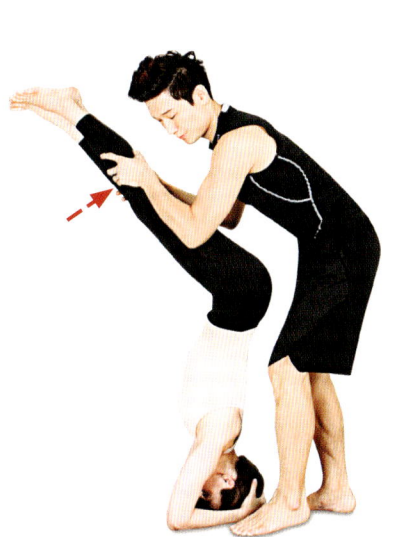

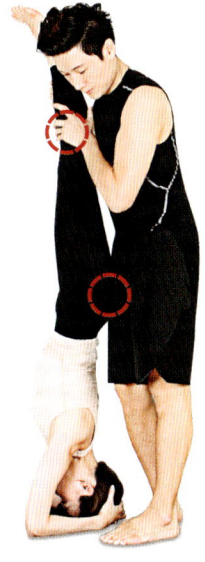

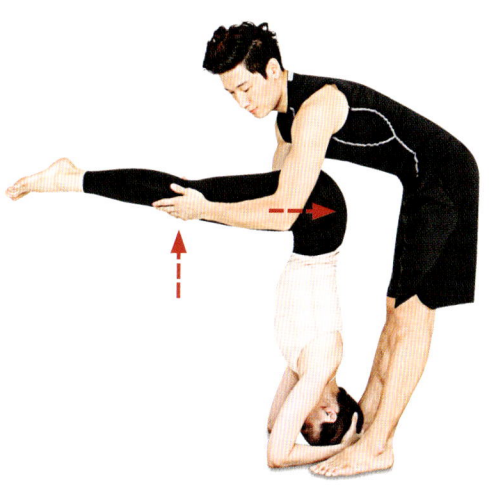

4 수련자의 다리를 잡고 천천히 들어 올리며 균형을 잡습니다.

5 교정자는 수련자의 다리를 잡고 자신의 다리로 수련자가 넘어지지 않도록 지지하며 호흡을 유지시켜줍니다.

6 수련자의 다리를 바닥과 수평하게 내려줍니다. 다리는 밑에서 위로 지지하도록 하며 교정자 쪽으로 골반을 당겨줍니다.

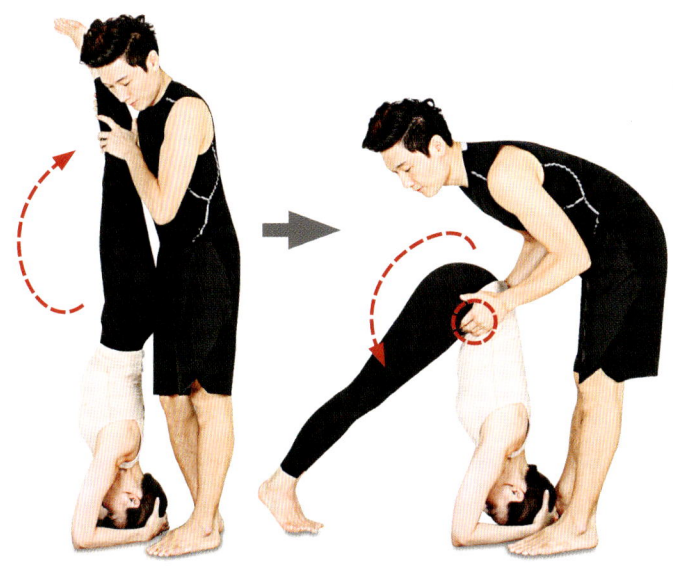

7 호흡이 끝난 후 숨을 마시게 하면서 수련자의 다리를 천천히 위로 들어 올립니다.

숨을 내쉬도록 하면서 수련자의 골반을 잡고 천천히 다리를 바닥으로 내려놓습니다.

06 밧다 파드마아사나/ 요가 무드라

어깨와 견갑골의 부드러움을 키워주고 가슴을 펼친 상태로 호흡을 유지하도록 교정하는 것이 중요합니다.

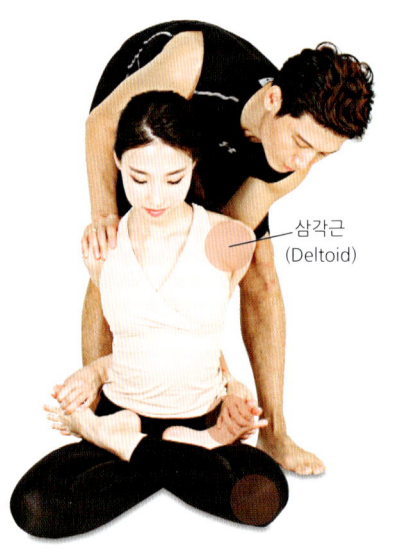
삼각근 (Deltoid)

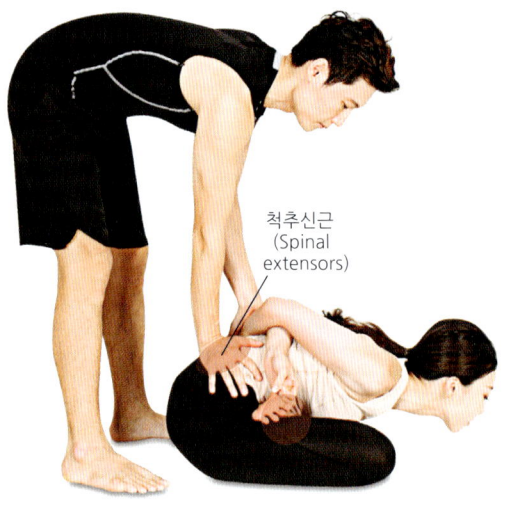
척추신근 (Spinal extensors)

초보 수련자의 등 뒤에서 손을 교차시켜 발을 잡지 못한다면 팔꿈치를 서로 잡게 하여 어깨를 이완하도록 교정합니다. ('아쉬탕가 요가 오브 마인드' 참고)

자극 어깨의 삼각근, 능형근, 척추신근, 중둔근의 자극이 생기며 특히 발목과 무릎에 자극을 크게 느끼게 됩니다.

주의 수련자의 어깨 상태에 따라 교정하며 무리하게 교정하면 골반과 발목을 다칠 수 있으므로 주의합니다.

104 ASHTANGA YOGA ADJUSTMENTS

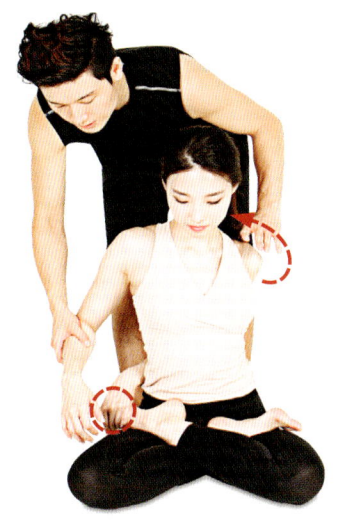

1 파드마사나를 취하고 수련자의 등 뒤에서 왼손으로 오른쪽 발을 잡도록 합니다.

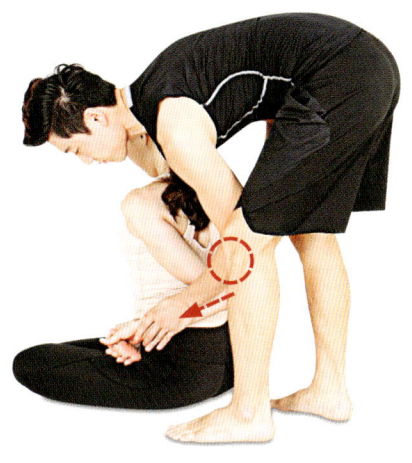

2 수련자의 등 뒤에서 왼팔로 오른쪽 골반에 있는 발을 잡았다면 오른팔을 등 뒤로하여 왼쪽 발을 잡게 하고 이때 수련자의 팔꿈치는 서로 교차되도록 교정합니다.

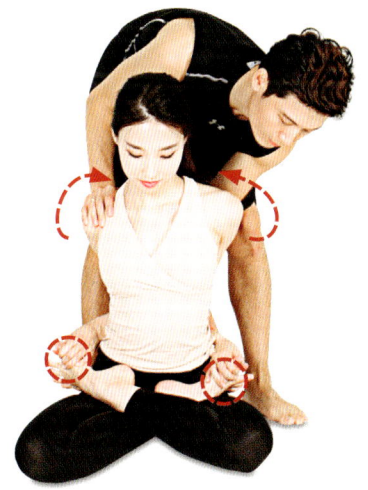

3 양 팔이 등 뒤로 교차하여 발을 잡았다면 어깨와 가슴이 이완되도록 교정합니다.

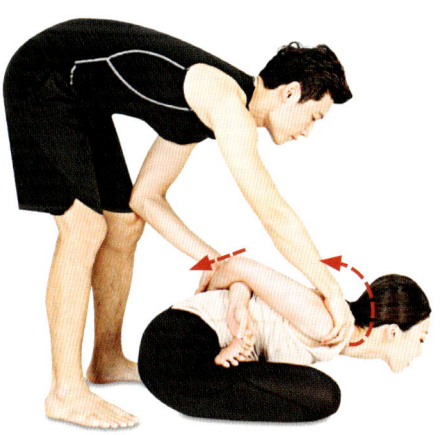

4 수련자의 상체를 앞으로 숙이며 호흡을 유지하는 상태에서 굽은 어깨는 뒤로 펴주고 교차하여 발을 잡은 손은 놓지 않도록 교정하는데 먼저 오른쪽 손이 왼쪽 발목을 잡은 상태를 유지하게끔 잡고 뒤로 당겨 줍니다.

THANK YOU
DEDICATION

"진심으로 감사합니다."

책을 마무리하며 지난 시간을 돌아봅니다. 그리고 이 책을 출간하게 도움과 격려해주신 모든 분들께 감사함을 전합니다.

저의 가족 정애씨, 아들 윤우, 민우 그리고 모든 가족들에게 진심으로 감합니다.

긴 시간 촬영에도 힘든 내색 없이 최선을 다해 모델이 되어주신 김지언 선생님 감사합니다. 촬영과 편집 그리고 책의 방향성을 잃지 않도록 최선을 다해 도와주신 김경희 편집장님 진심으로 감사합니다.

항상 함께 해주신 저의 엄마 같은 이혜옥 선생님, 넓은 세상으로 이끌어 주시는 정유경 원장님, 오랜 시간 멀리서 응원해주시는 히란야 원장님, 따뜻한 마음으로 배려해주시는 배정연 원장님, 배은실 원장님 진심으로 감사합니다.

진주 트루스 요가 김기량 원장님, 트루스 요가의 모든 선생님들 진심으로 감사합니다.

마지막으로 저를 믿어주시고 오랜 시간 수업뿐만 아니라 함께해 주신 모든 분들 진심으로 감사합니다.

2019년 어느 봄날에
황승욱 올림